Diabetes in der Schwangerschaft

Der Ratgeber für Schwangere mit Gestationsdiabetes

Heike Schuh

Mit freundlicher Unterstützung
der Roche Diagnostics GmbH

Roche

Bibliografische Information Der Deutschen Bibliothek

Die Deutsche Bibliothek verzeichnet diese Publikation in der Deutschen Nationalbibliografie; detaillierte bibliografische Daten sind im Internet über ‹http://dnb.ddb.de› abrufbar.

ISBN 978-3-87409-441-2

Hinweis:
Das vorliegende Buch ist nach den Leitlinien wissenschaftlicher, medizinischer Fachgesellschaften sehr sorgfältig erarbeitet worden. Dennoch erfolgen alle Angaben ohne Gewähr.
Die Autorin und der Verlag können für eventuelle Nachteile oder Schäden, die aus den im Buch gemachten Empfehlungen und Hinweisen resultieren, keine Haftung übernehmen.

Autorin
Heike Schuh, Diabetesberaterin DDG
E-Mail: heike.schuh@t-online.de

KIRCHHEIM

1. Auflage 2007

Kaiserstraße 41, 55116 Mainz
www.kircheim-verlag.de

Inhaltsverzeichnis

*Geboren wird nicht nur das Kind durch die Mutter,
sondern auch die Mutter durch das Kind.*

(Gertrud von Le Fort)

Vorwort

Liebe Leserin,
lieber Leser!

Der Schutz des ungeborenen Lebens hat immer einen besonderen Stellenwert!

Dies gilt ebenso für Sie als werdende Mutter und werdenden Vater als auch für alle an der Betreuung von schwangeren Frauen beteiligten Berufsgruppen.
In psychosozialer Hinsicht wird jede Schwangerschaft, jede Geburt und jedes Wochenbett ganz individuell und sehr unterschiedlich erlebt. Hierbei bilden Einflüsse wie die kulturelle Zugehörigkeit, das Alter der Schwangeren, das soziale Umfeld sowie eigene Kindheitserlebnisse die Hintergründe des persönlichen Erlebens.

Eine Erstgebärende erlebt die Schwangerschaft anders als eine Frau, die vorangehende Schwangerschaftserlebnisse mit der jetzigen Schwangerschaft verknüpft. Frauen, bei denen nach langjährigen, bislang erfolglosen Bemühungen eine Schwangerschaft eingetreten ist, oder Frauen, die mehrere Fehlgeburten erfahren haben, sind in besonderem Maße um sich und vor allem um ihr Kind besorgt.

Für manche Frauen stellt sich die Frage, ob sie in ihrer Beziehung zum Kindsvater, zu ihrer Familie oder dem Freundeskreis Unterstützung oder Ablehnung erfahren.
Häufig ist unklar, welche Veränderungen im sozialen Umfeld durch die Schwangerschaft zu erwarten sind. Wie wird die berufliche Zukunft nach der Schwangerschaft aussehen? Welche finanziellen Einbußen sind zu erwarten? Wird die Wohnung ausreichend viel Platz bieten? Welche Betreuungsmöglichkeiten stehen zur Verfügung?
Eine zusätzliche psychische Belastung kann die Sorge der Schwangeren darstellen, nicht nur dem Kind, sondern auch dem Kindsvater

und der Familie gegenüber gerecht zu werden. Die Schwangerschaft soll „perfekt“ verlaufen, die Mutter will eine „gute“ Mutter sein und das Kind soll gesund zur Welt kommen.

Da bei Ihnen ein Schwangerschaftsdiabetes festgestellt wurde, benötigen Sie besondere Aufmerksamkeit, denn eine diabetische Stoffwechsellage kann für Mutter und Kind mit Risiken verbunden sein, ohne daß Sie Symptome verspüren.

Von der Überzeugung und Erfahrung ausgehend, daß die Geburt eines gesunden Kindes einen unschätzbaren Wert hat, und daß die Behandlung des Schwangerschaftsdiabetes auf dieses Ziel gerichtet sein muß, habe ich diesen Ratgeber für Sie verfaßt.
Er gibt Ihnen alle notwendigen Informationen und Empfehlungen, die Sie benötigen, um die Besonderheiten des Schwangerschaftsdiabetes zu verstehen und die verständliche Sorge um Ihre und die Gesundheit Ihres Kindes abbauen zu können.

Dieses Buch soll Sie zu gut informierten, kompetenten und selbstbewußten Gesprächspartnern gegenüber den Personen machen, die Sie während ihrer Schwangerschaft betreuen.

Dieses Buch orientiert sich an den aktuellen Leitlinien folgender wissenschaftlicher, medizinischer Fachgesellschaften:
- Deutsche Diabetes Gesellschaft (DDG)
- Arbeitsgemeinschaft für materno-fetale Medizin (AGMFM)
- Deutsche Gesellschaft für Gynäkologie und Geburtshilfe (DGGG)
- Deutsche Gesellschaft für Perinatale Medizin
- Deutsche Gesellschaft für Ernährung e. V. (DGE)

Es dient als Ergänzung und ersetzt nicht die persönliche Beratung und Schulung bei Ihrer/Ihrem Ärztin/Arzt bzw. Ihrem/Ihrer Diabetesberater/-in!

Danksagung

Dieses Buch ist entstanden im Rahmen meiner Tätigkeit als Diabetesberaterin DDG in einer Diabetes-Schwerpunktpraxis.
Während der Beratungsgespräche mit den schwangeren Frauen, bei denen der Verdacht auf das Vorliegen eines Schwangerschaftsdiabetes besteht oder die Diagnose bereits gestellt ist, werden immer wieder Sorgen und Ängste deutlich, die mich veranlaßt haben, dieses Buch zu schreiben.

Mein Dank gilt all den werdenden Müttern und Vätern, die mich immer wieder zu neuen Sichtweisen und Veränderungen in der Art und Weise meiner Schulung herausfordern.

Ich danke insbesondere meinen Arbeitgebern, den Ärzten unseres Diabetesteams Herrn Dr. med. Matthias Schilling, Diabetologe DDG, und Herrn Dr. med. Rudolf Bauer, Diabetologe Rh.-Pf., Wittlich, für die langjährige Begleitung und Unterstützung meiner beruflichen Laufbahn.
Ich schätze ihre Fähigkeiten, eine große Fachkompetenz in Einklang zu bringen mit dem verständnisvollen und einfühlsamen Umgang mit den Patienten und deren Angehörigen.

Mein ausdrücklicher Dank gilt Frau Vanessa Balivo, Dipl. Oecotrophologin, München. Als Co-Autorin hat Sie ihr Fachwissen zu den Inhalten dieses Buches mit großer Begeisterung, viel Geduld und Einfühlungsvermögen eingebracht und damit entscheidend zum Gelingen des Buches beigetragen.

Herzlich danken möchte ich auch folgenden Personen, die am Gelingen des Buches mitgewirkt haben:
Frau Dr. med. Frigga Ferara, Fachärztin für Allgemeinmedizin, Diabetologin DDG/LÄK Rlp., Ludwigshafen, Herrn Dr. med. K. Mahler, Chefarzt der Abteilung für Kinder- und Jugendmedizin des Verbundkrankenhauses Bernkastel / Wittlich, Frau Dr. med. Christa Kärner und Kerstin Leinen, Fachärztinnen für Frauenheilkunde und Geburtshilfe, Gemeinschaftspraxis, Konz, und Frau Katja Tuerr, Hebamme, Ürzig.

Vor allem aber möchte ich meiner Familie danken!
Ohne das Verständnis und die Fürsorge meines Ehemannes Hans sowie unserer liebenswerten Töchter Jana (5 Jahre) und Mona (1 Jahr), die auf faszinierende Weise unser Leben bereichern, wäre dieses Buch sicherlich nie zustande gekommen.
Herzlichen Dank!

Heike Schuh

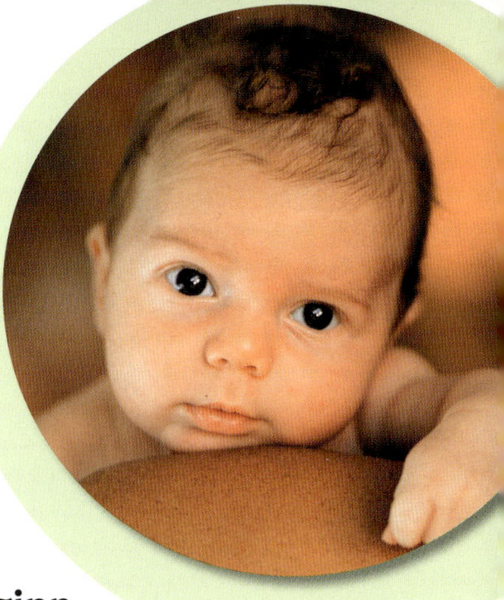

1.0 Das Wichtigste zu Beginn

Hat Ihr Kind jetzt oder nach der Entbindung auch einen Diabetes?
Ein bei Ihnen bestehender Schwangerschaftsdiabetes führt nicht dazu, daß Ihr Kind mit einem Diabetes zur Welt kommt! Ihr Kind hat jedoch ein erhöhtes Risiko, bereits in der Pubertät oder später einen Diabetes zu entwickeln, insbesondere dann, wenn bereits im Kindesalter ein Übergewicht besteht.

Wird Ihr Kind aufgrund Ihres Schwangerschaftsdiabetes eine Behinderung haben?
Bei frühzeitiger Erkennung und optimaler Behandlung lassen sich die Risiken des Schwangerschaftsdiabetes– sowohl bei der Mutter als auch beim Kind –vermeiden!

Bleibt der Diabetes nach der Entbindung bei Ihnen bestehen?
Der Schwangerschaftsdiabetes endet mit dem Zeitpunkt der Entbindung. Sollten – wie in seltenen Fällen – nach Entbindung erhöhte Blutzuckerwerte bestehen bleiben, so besteht der Verdacht auf Vorliegen eines Diabetes mellitus Typ 1 oder Typ 2. In diesem Fall muß der Diabetes neu klassifiziert werden. Allerdings haben Sie ein erhöhtes Risiko, im späteren Leben einen Diabetes mellitus Typ 2 zu entwickeln.

Können Sie Ihr Kind trotz Schwangerschaftsdiabetes stillen?
Auch für Ihr Kind ist Muttermilch die beste Nahrung. Sie ist sei-

nem Nährstoffbedarf, seinem Wachstum und seinem Immunsystem ideal angepaßt. Zusätzlich genießt es den engen Körperkontakt zu Ihnen und fühlt sich beschützt und geborgen. Durch das Stillen beugen Sie einer Überernährung des Säuglings vor! Allerdings ist Ihr Bedarf an Nährstoffen und Energie während der Stillzeit noch höher als während der Schwangerschaft.

2.0 Definition

Als Schwangerschaftsdiabetes – oder Gestationsdiabetes (Gestatio: lat. das Tragen) – bezeichnet man jede Störung des Zukkerstoffwechsels, die erstmals in der Schwangerschaft auftritt bzw. erkannt wird.
Mit den Diabetestypen „Diabetes mellitus Typ 1“ sowie dem weit verbreiteten „Diabetes mellitus Typ 2“ hat der Schwangerschaftsdiabetes lediglich die erhöhten Blutzuckerwerte gemeinsam. Die Ursachen, Symptome sowie die Therapieformen der verschiedenen Diabetestypen sind unterschiedlich und können nicht miteinander verglichen werden.

3.0 Wie kommt der Zucker in das Blut?

Jeder Mensch hat Zucker im Blut!
Eine Menge von 60 bis 140 mg/dl (3,3 bis 7,8 mmol/l) Zucker im Blut ist wichtig und völlig normal! Der Zucker liefert unserem Körper die lebensnotwendige Energie, die wir benötigen, um sämtliche Körperaktivitäten aufrecht zu erhalten. Das bedeutet, daß wir mit Hilfe von Zucker in der Lage sind, unsere Muskeln zu beanspruchen, Gehirnarbeit zu leisten, die Organtätigkeit (z. B. Herztätigkeit) zu gewährleisten und eine konstante Körpertemperatur zu sichern.

Den Zucker beziehen wir aus den Kohlenhydraten, die wir über die Nahrung zuführen. Kohlenhydrate sind z. B. enthalten in Brot, Kartoffeln, Nudeln, Reis, Haferflocken, Obst und Milch. Kohlenhydrate sind also unsere wichtigste Energiequelle!

Nachdem die Kohlenhydrate im Mund zerkaut worden sind, gelangen sie über die Speiseröhre in den Magen, wo sie mit Magensaft versetzt werden. Vom Magen aus gelangen sie dann in den Dünndarm.
Der Dünndarm spaltet die Kohlenhydrate so lange auf, bis Zucker daraus entstanden ist. Diesen Zucker nennt man auch „Einfachzucker“, „Traubenzucker“, „Glukose“ oder „Dextrose“. Nur in dieser „einfachen“ Form kann er von den Körperzellen aufgenommen und verwertet werden.
Der Dünndarm gibt den Zucker in die Blutbahn ab, wo er dann als „Blutzucker“ meßbar ist. Über die Blutbahn wird der Zukker zu allen Zellen des Körpers transportiert.

Um jedoch in jede Körperzelle hineinzugelangen, wo der Zukker hinein soll, um als Energie seine Dienste leisten zu können, wird Insulin benötigt. Nur wenige Organe (z. B. das Gehirn) sind in der Lage, Zucker auch ohne den „Transporter“ Insulin aufzunehmen. Insulin wird in der Bauchspeicheldrüse gebildet und von dort aus direkt in die Blutbahn abgegeben.

Insulin ist der „Schlüssel zur Körperzelle, damit der Zucker hineingelangen kann“.
Die Bauchspeicheldrüse gibt normalerweise genau so viel Insulin in die Blutbahn ab, wie der Organismus benötigt, um den Blutzuckerspiegel im gesunden Bereich zwischen 60 und 140 mg/dl (3,3 und 7,8 mmol/l) zu halten. Insulin senkt also den Blutzuckerspiegel, indem es Zucker aus dem Blut in die Körperzellen einschleust.
Damit unser Organismus auch ohne Nahrungszufuhr (z. B. in der Nacht) immer ausreichend mit Energie versorgt wird, speichern die Muskulatur und vor allem unsere Leber einen

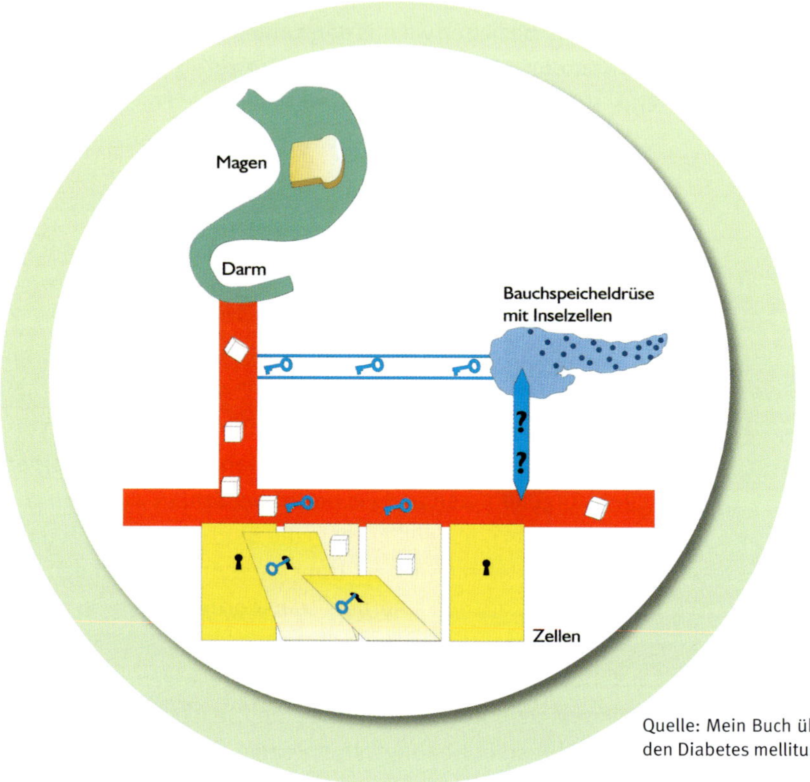

Quelle: Mein Buch über den Diabetes mellitus

großen Teil des Zuckers. Diesen gespeicherten Zucker nennt man Glykogen. Wenn die „Speicher" aufgefüllt sind, werden überschüssig zugeführte Zuckerstoffe im Fettgewebe zu Fett umgebaut. Auch für diese „Speicherungen" benötigt unser Körper Insulin.

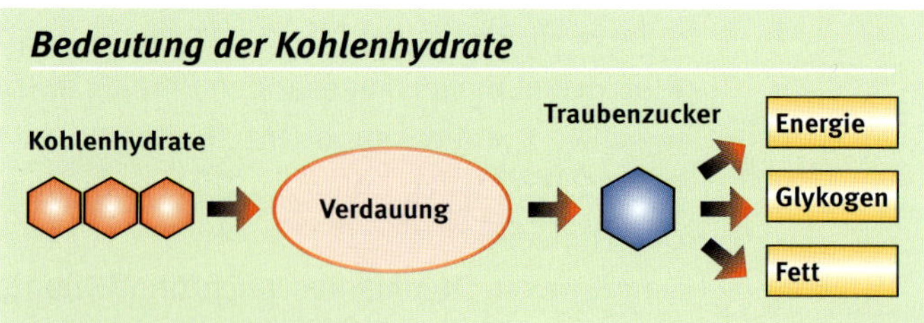

Quelle: Schmeisl, Schulungsbuch für Diabetiker, 5. Auflage © 2005 Elsevier GmbH, Urban & Fischer Verlag München

4.0 Zusammenhang zwischen mütterlichem Blutzucker und kindlichem Stoffwechsel

Ihr Kind bezieht während der Schwangerschaft den Sauerstoff sowie alle Nährstoffe, die es zum gesunden Wachstum benötigt, über den Mutterkuchen (= Plazenta) aus Ihrem Blutkreislauf. Auch den Zucker, den Ihr Kind zum Wachsen braucht, nimmt es sich aus Ihrem Blut.

Das Insulin jedoch, was in Ihrer Bauchspeicheldrüse gebildet wird, gelangt nicht über den Mutterkuchen zum Kind, weil die Insulinmoleküle zu groß sind.

Liegt Ihr Blutzucker im Normalbereich zwischen 60 und 140 mg/dl (3,3 und 7,8 mmol/l), ist Ihr Kind optimal versorgt. Wenn Ihr Blutzucker höher ist, gelangt auch vermehrt Zucker über den Mutterkuchen zum Kind. Auf dieses „Zuviel" an Zucker reagiert die Bauchspeicheldrüse Ihres Kindes (etwa ab der 20. Schwangerschaftswoche) mit einer vermehrten Insulinproduktion. Das Kind baut den überschüssigen Zucker um und lagert ihn mit Hilfe des Insulins als Glykogen (= Speicherzucker) und Fett in den eigenen Körper ein.
Die Folge ist ein übermäßiges Wachstum des Kindes mit „Fettleibigkeit". Die hierdurch verursachten möglichen Risiken werden auf den Seiten 22 bis 24 beschrieben.

5.0 Ursachen des Gestationsdiabetes

Jede Schwangerschaft – auch ohne Schwangerschaftsdiabetes – stellt eine erhebliche Belastung für den mütterlichen Stoffwechsel dar. Durch die Umstellung des Organismus während der Schwangerschaft kommt es zum Anstieg verschiedener Hormone im Blut, wie dem Östrogen, dem Progesteron sowie plazentaren Hormonen. Alle diese Hormone sind sogenannte „Gegenspieler" des blutzuckersenkenden Hormons Insulin.

Die Schwangerschaftshormone wirken auf den Zuckerstoffwechsel, indem sie die Fähigkeit des Organismus zur optimalen Zuckerverwertung herabsetzen. Die Folge sind erhöhte Blutzuckerwerte. Zu Beginn der Schwangerschaft reicht die Insulinproduktion der Bauchspeicheldrüse meist noch aus, um den Zucker optimal verwerten zu können. Mit zunehmender Schwangerschaftsdauer steigen auch die Schwangerschaftshormone deutlich an, so daß ein Mehrbedarf an Insulin besteht. Wenn dieser Mehrbedarf von der Bauchspeicheldrüse nicht ausreichend gedeckt werden kann, kommt es zur Störung des Zuckerstoffwechsels, dem *Schwangerschaftsdiabetes.*

Die Zuckerstoffwechselstörung tritt meist gegen Ende des zweiten Schwangerschaftsdrittels (ab der 24. Schwangerschaftswoche) auf und *endet direkt nach Entbindung des Kindes*. Sollten – wie in seltenen Fällen – nach Entbindung erhöhte Blutzuckerwerte bestehen bleiben, so besteht der Verdacht auf Vorliegen eines Diabetes mellitus Typ 1 oder Typ 2. In diesem Fall muß der Diabetes neu klassifiziert werden.

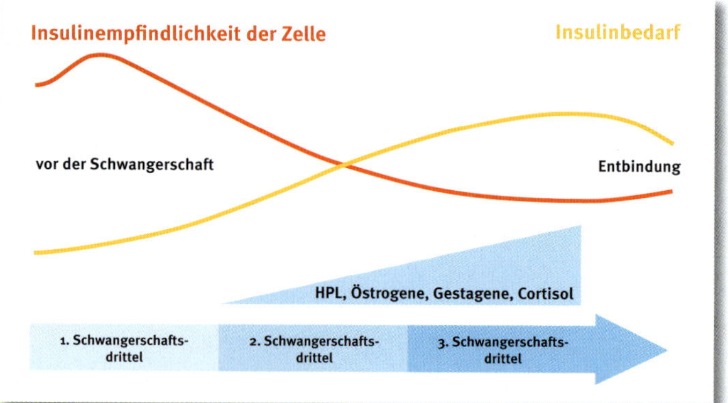

Quelle: Axel Bachmann, Gestationsdiabetes (Schwangerschaftsdiabetes), Bayer HealthCare, 2003

6.0 Häufigkeit des Gestationsdiabetes

Schwangerschaftsdiabetes (= Gestationsdiabetes) ist eine weltweit zunehmende Erkrankung und eine der häufigsten Schwangerschaftskomplikationen.

Die Angaben zur Häufigkeit schwanken international zwischen <2 % und 20 % der Schwangerschaften. Grund hierfür sind u. a. das unterschiedliche methodische Vorgehen bei Testdurchführung, die unterschiedlich zugrunde gelegten Diagnose- und Bewertungskriterien sowie die nicht einheitliche Selektion der Schwangeren, die auf Schwangerschaftsdiabetes getestet werden.
In Deutschland ist davon auszugehen, daß etwa *5 bis 10 % der schwangeren Frauen* einen Schwangerschaftsdiabetes entwikkeln, sofern nicht der Urin, sondern das Blut auf Zucker untersucht wird.

Leider ist jedoch die Untersuchung auf Zucker im Blut – z. B. mittels Blutzuckerbelastungstest – nach wie vor kein Bestandteil der Mutterschaftsvorsorge (Mutterpaß) und somit für die Frauenärztinnen/-ärzte nicht verpflichtend. Bislang sehen die Richtlinien zur Mutterschaftsvorsorge lediglich die seit vielen Jahren veraltete und längst überholte Testung auf Zucker im Urin mittels Harnzuckerteststreifen vor. Hierbei werden allerdings nur 0,2 % der schwangeren Frauen mit Schwangerschaftsdiabetes entdeckt. Nach Angaben der Perinatalerhebungsstellen der Bundesländer bleiben in Deutschland somit mehr als 90 % der Fälle von Schwangerschaftsdiabetes unentdeckt!
Auch gibt es in Deutschland leider keine einheitlichen Richtlinien und Diagnosekriterien, welche ein generelles Testverfahren zur Diagnostik des Schwangerschaftsdiabetes regeln! Erst nach Veröffentlichung der im Jahre 2000 begonnenen, weltweiten Studie zum Schwangerschaftsdiabetes (=HAPO-Studie) wird die Einführung eines bundesweit einheitlichen

Testverfahrens mit anerkannten Grenzwerten möglich sein. Die Ergebnisse der HAPO-Studie werden für 2007/2008 erwartet.

7.0 Risikofaktoren für die Entstehung des Gestationsdiabetes

Grundsätzlich können alle schwangeren Frauen einen Schwangerschaftsdiabetes bekommen. Es gibt allerdings einige Faktoren, von denen man weiß, daß sie das Auftreten der Zuckerstoffwechselstörung begünstigen.

Als Risikofaktoren gelten:

- Übergewicht mit einem BMI (= Body-Maß-Index = Verhältnis des Körpergewichtes zur Körperlänge) vor der Schwangerschaft von › 27 kg/m²
- Lebensalter über 30 Jahre
- Diabetes mellitus in der Familie bei Verwandten ersten Grades (Eltern oder Geschwister)
- Schwangerschaftsdiabetes in einer vorherigen Schwangerschaft
- vorangegangene Geburt eines Kindes › 4000 Gramm Geburtsgewicht
- vorangegangene Totgeburt
- schwere Fehlbildungen in einer vorherigen Schwangerschaft
- gehäuft Fehlgeburten (drei aufeinanderfolgende Fehlgeburten)

8.0 Diagnostik des Gestationsdiabetes

Bislang sehen die Mutterschaftsrichtlinien, nach denen die Frauenärztinnen/-ärzte die Vorsorgeuntersuchungen ausrich-

ten, keine generelle Testung des Blutzuckers auf Schwangerschaftsdiabetes vor.
Einige Fachgremien fordern, daß jede Schwangere auf Schwangerschaftsdiabetes getestet werden soll. Es bieten sich zwei Vorgehensweisen an, welche bei korrekter Testdurchführung eine Diagnosestellung erlauben. Der *50 g-Glukose-„Suchtest“* bietet die Möglichkeit, die Verdachtsdiagnose auf das Vorliegen eines Schwangerschaftsdiabetes zu stellen; der *75 g-Glukose-„Toleranztest“* bestätigt die Diagnose.

Bei der Durchführung beider Testmöglichkeiten sind folgende Dinge unbedingt zu beachten:

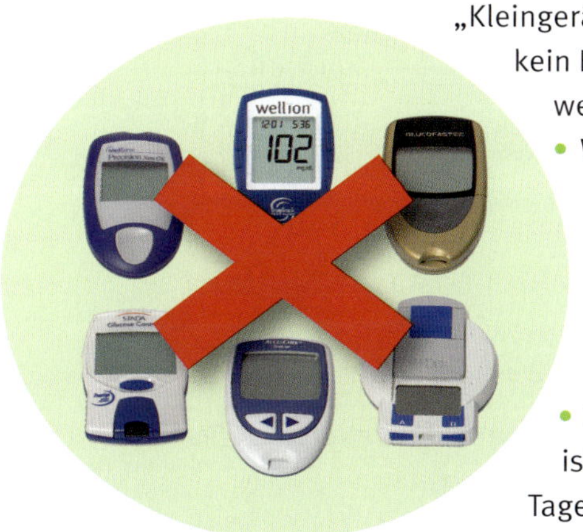

- Die Untersuchungen dürfen nicht mittels handelsüblicher „Kleingeräte“ durchgeführt werden, d. h. es darf kein Blutzuckermeßgerät verwendet werden, welches der Eigenmessung dient!
- Während der Testdurchführungen muß die Schwangere in der Praxis/Ambulanz sitzen bleiben, d.h. sie darf sich nicht körperlich belasten (also nicht zwischendurch einkaufen gehen) und darf nicht rauchen!
- Bei starker Schwangerschaftsübelkeit ist eine Verschiebung der Tests um einige Tage ratsam.
- Für beide Untersuchungsmethoden stehen in Apotheken standardisierte Testlösungen zum Trinken zur Verfügung (Oligosaccharidgemisch). Alternativ kann die Testlösung mit handelsüblichen Dextrosepulvern selbst angerührt werden. Hierbei ist zu beachten, daß es sich um „wasserfreie“ Glukose handeln muß! Beim Abwiegen des Pulvers muß also der unterschiedliche Wasseranteil von 0,5-9 % – je nach Hersteller – berücksichtigt werden!

Die korrekte Durchführung der Tests ist entscheidend für das weitere therapeutische Vorgehen!

Wasserfreie Glukose
(Wasseranteil: max. 1 %)

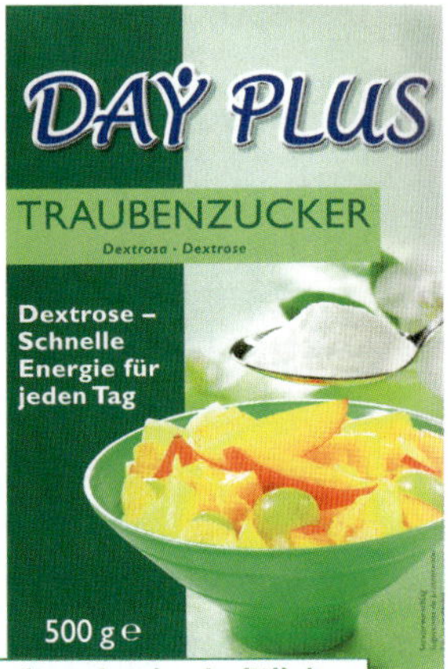

100g enthalten durchschnittlich:	
Brennwert	1692 kJ (398 kcal)
Eiweiß	0 g
Kohlenhydrate	99,5 g
Fett	0 g

Nicht wasserfreie Glukose
(Wasseranteil: 7,0 - 9,5 %)

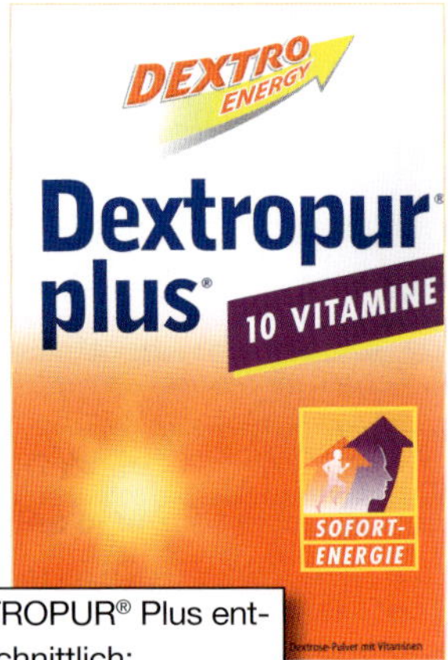

100 g DEXTROPUR® Plus enthalten durchschnittlich:	
Brennwert	1550 kl/364 kcal
Eiweiß	0 g
Kohlehydrate	91 g
davon Zucker	91 g
davon Dextrose	91 g

50 g-Glukose-„Suchtest“
Abwiegen von 50,25 g Dextrosepulver

75 g-Glukosetoleranz-Test
Abwiegen von 75,38 g Dextrosepulver

50 g-Glukose-„Suchtest“
Abwiegen von 54,95 g Dextrosepulver

75 g-Glukosetoleranz-Test
Abwiegen von 82,42 g Dextrosepulver

8.1 50 g-Glukose-„Suchtest“

Hierbei handelt es sich um einen Zuckerbelastungstest, bei dem die Schwangere eine Zuckerlösung trinkt, die *50 g Traubenzucker* enthält (oder 200 ml Oligosaccharidgemisch).

Die Untersuchung wird zwischen der 24. und der 28. Schwangerschaftswoche durchgeführt. Nur bei Vorliegen eines der

Risikofaktoren für die Entstehung eines Schwangerschaftsdiabetes soll der Test bereits während der ersten drei Schwangerschaftsmonate durchgeführt werden.

Die Testung kann zu jeder Tageszeit und unabhängig von vorangegangenen Mahlzeiten erfolgen. Die Schwangere muß also hierfür nicht nüchtern sein.
Die Zuckerlösung wird innerhalb von drei bis fünf Minuten getrunken. Eine Stunde nach Ende des Trinkens wird aus einer Fingerbeere oder einem Ohrläppchen der Schwangeren ein Tropfen Blut entnommen, der dann mittels eines speziellen Laborgerätes auf seinen Zuckergehalt untersucht wird.

Ein Wert unter 140 mg/dl (7,8 mmol/l) liegt im Normalbereich. Liegt das Ergebnis bei 140 mg/dl (7,8 mmol/l) oder höher, besteht der Verdacht auf einen Schwangerschaftsdiabetes.
Zur genauen Klärung sollte sich dann ein weiterer, zweistündiger Zuckerbelastungstest mit 75 g Zuckerlösung anschließen.

8.2 75-Gramm-Glukose-“Toleranztest“

Hierbei handelt es sich um einen Zucker-Belastungstest, bei dem die Schwangere eine Zuckerlösung trinkt, die *75 g Traubenzucker* enthält (oder 300 ml Oligosaccharidgemisch). Die Testung muß morgens nüchtern, nach mindestens achtstündiger Nahrungskarenz erfolgen.

Die Schwangere darf drei Tage vor Testdurchführung keine „Diät“ einhalten, d. h. es darf keine Einschränkung der Kohlenhydrataufnahme (Brot, Kartoffeln, Reis, Nudeln, Obst, Kuchen, etc.) erfolgen.

Die Zuckerlösung wird innerhalb von drei bis fünf Minuten getrunken. Die Blutzuckermessung mit Blut aus der Fingerbeere erfolgt hierbei morgens nüchtern, eine Stunde und zwei Stunden nach Ende des Trinkens.

Die Ergebnisse werden wie folgt bewertet:

Meßzeitpunkt	Pathologisches Meßergebnis (kapilläres Vollblut)
nüchtern	*≥ 90 mg/dl (≥ 5,0 mmol/l)*
1 Stunde nach Trinkende	*≥ 180 mg/dl (≥ 10,0 mmol/l)*
2 Stunden nach Trinkende	*≥ 155 mg/dl (≥ 8,6 mmol/l)*

Wird nur ein Wert erreicht oder überschritten, *liegt eine eingeschränkte Glukosetoleranz* vor. Werden mindestens zwei Werte erreicht oder überschritten, liegt ein *Schwangerschaftsdiabetes* vor.
Die nachfolgende Behandlung ist die gleiche, egal ob nur ein Wert oder zwei Werte außerhalb der Norm sind.

9.0 Mögliche Risiken des Gestationsdiabetes

Bei frühzeitiger Erkennung und Behandlung lassen sich die Risiken des Schwangerschaftsdiabetes – sowohl bei der Mutter als auch beim Kind – vermeiden!

9.1 Risiken für die Mutter

Folgen für die Mutter während der Schwangerschaft *können* sein:

- gehäuft Harnwegsinfekte,
- vermehrt Schwangerschaftserkrankungen (z. B. Bluthochdruck, Wassereinlagerungen),
- vermehrte Fruchtwassermenge.

Folgen für die Mutter bei der Entbindung *können* sein:

- gehäuft Kaiserschnittentbindungen (aufgrund der möglichen Übergröße des Kindes bei nicht optimaler Blutzuckereinstellung der Mutter),
- gehäuft Entbindungen mit Zange oder Saugglocke.

Als Langzeitfolge besteht ein um 50 % erhöhtes Risiko für das erneute Auftreten eines Schwangerschaftsdiabetes in der folgenden Schwangerschaft sowie für die Entwicklung eines Diabetes mellitus Typ 2 im späteren Leben.

9.2 Risiken für das Kind

Folgen für das Kind während der Schwangerschaft *können* sein:

- frühe Wachstumsverzögerung,
- gehäuft Fehlbildungen,
- vermehrt Frühgeburten,
- übermäßiges Wachstum des Kindes (= Makrosomie) (Das Kind reagiert auf zu hohe Blutzuckerwerte der Mutter mit einer erhöhten Insulinproduktion und baut den „überschüssigen“ Zucker als Fett in den eigenen Körper ein mit der Folge von Übergewicht.),
- gehäuft Aborte,
- Absterben des ungeborenen Kindes gegen Ende der Schwangerschaft.

Folgen für das Kind nach Entbindung *können* sein:

- Geburtsverletzungen aufgrund des kindlichen Übergewichtes (z. B. Steckenbleiben bei der Geburt mit Schulterverletzungen wie Knochenbrüchen, Lähmungen der Armnerven),
- Unterzuckerungen,
- Atemstörungen,
- Stoffwechselstörungen (Gelbsucht, Absinken des Kalziumspiegels, Bluteindickung),
- Unreife von Organen (Lunge, Leber),
- dauerhafte Schädigung bzw. „Fehlprogrammierung“ der insulinproduzierenden Zellen des Kindes aufgrund frühzeitiger Überbeanspruchung bereits im Mutterleib.

Als Langzeitfolge besteht ein erhöhtes Risiko, bereits in der Pubertät oder später einen Diabetes mellitus Typ 2 zu entwickeln. Insbesondere dann, wenn sich bei Ihrem Kind bereits im

Schulalter ein Übergewicht oder eine Adipositas (= Fettleibigkeit) entwickeln, besteht ein erhöhtes Risiko, im Teenageralter an Diabetes mellitus Typ 2 zu erkranken.

10.0 Therapie des Gestationsdiabetes

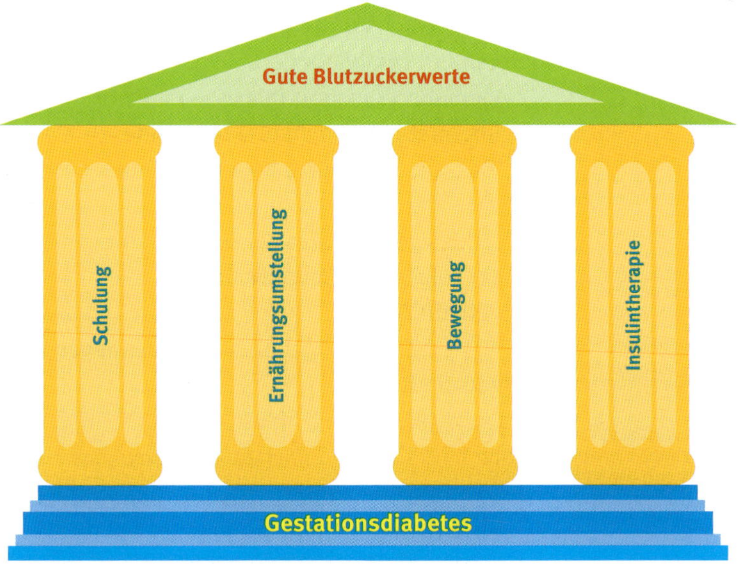

Um den Schwangerschaftsdiabetes optimal behandeln zu können, sind eine ausführliche Beratung und Schulung durch ihr Diabetesteam sowie Ihre persönliche, zuverlässige Mitarbeit unerläßliche Voraussetzungen!

10.1 Schulung

Ihre betreuenden Diabetesärztinnen/-ärzte und Diabetesberater/-innen sind erfahren in der Behandlung von Schwangeren mit Schwangerschaftsdiabetes.
Die Teilnahme an Fortbildungsveranstaltungen ermöglicht es ihnen, Sie jederzeit nach aktuellen Kenntnissen der Medizin und Wissenschaft individuell zu beraten.

Einzelschulungen und regelmäßige Besprechungen der von Ihnen gemessenen Blutzuckerwerte (mindestens alle zwei Wochen) sollen Sie in die Lage versetzen, auf Schwankungen Ihres Blutzuckers optimal reagieren zu können.

10.2 Blutzuckerselbstkontrolle

Im Erstgespräch mit Ihrem Diabetesteam erlernen Sie die Blutzucker-Selbstkontrolle mit einem Blutzuckermeßgerät. Die korrekte Blutzuckerselbstkontrolle ist ein fester Bestandteil Ihrer Behandlung und eines der wichtigsten Werkzeuge in Ihrer Stoffwechseleinstellung.

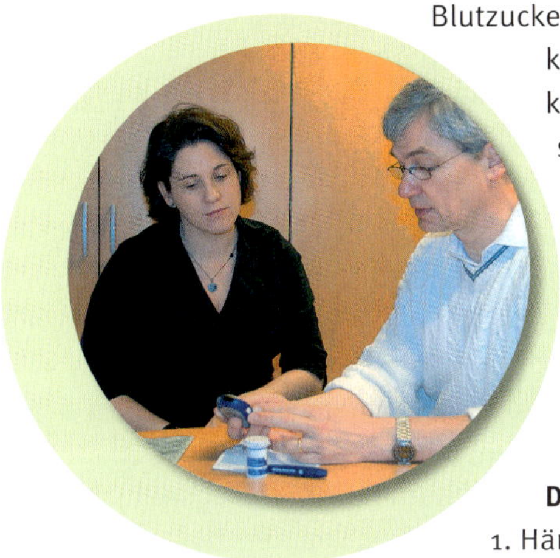

Um mögliche Ungenauigkeiten der Messungen zu minimieren, sollten Sie diese mit Sorgfalt durchführen.

Durchführung der Blutzuckermessung:

1. Hände vor jeder Messung waschen und gut abtrocknen.
2. Kein Desinfektionsmittel verwenden!
3. Meßgerät und Stechhilfe zur Messung vorbereiten.
4. Seitlich in die Fingerbeere einstechen und Blutstropfen von der Handfläche beginnend nach oben ausstreichen, nicht quetschen (führt zu falschen Ergebnissen)!
5. Blut in den Teststreifen einsaugen lassen.
6. Meßergebnis abwarten.
7. Dokumentieren jedes gemessenen Wertes mit Uhrzeit im Blutzuckertagebuch.
8. Dokumentieren von Besonderheiten im Blutzuckertagebuch (z. B. körperliche Aktivität, Krankheit, Streß, Aufnahme großer Mengen an schnell wirksamen Zuckerstoffen)

Auch wenn die Blutzuckerselbstmessung heute im Grunde „kinderleicht" ist und (gerade weil) sie im Laufe Ihrer Behandlung zur Routine werden wird, gibt es einige Dinge, auf die Sie besonders achten sollten:

- Vergleichen Sie bitte die Ergebnisse Ihres Meßgerätes nicht mit denen anderer Meßgeräte, sondern nur mit qualitätsgesicherten Laborergebnissen! Die Geräte verschiedener Hersteller liefern unterschiedliche Ergebnisse, welche Schwankungen von +/- 10 bis 15 Prozent ausmachen können.
- Beim Vergleich mit Laborergebnissen sind folgende Aspekte zu berücksichtigen:
  - Kalibrierung der Meß- und Laborgeräte auf Vollblut, Plasma oder Serum (die Glukosekonzentration im Vollblut ist niedriger als im Serum und Plasma),
  - Verwendung der gleichen Blutprobe (im Kapillarblut aus der Fingerbeere ist der Glukosegehalt höher als im Venenblut),
  - Zeitpunkt der Blutentnahme (die Blutproben müssen zur gleichen Zeit entnommen werden und innerhalb von 30 Minuten nach Blutentnahme untersucht werden, da sich durch das Stehenlassen der Probe Glukose abbaut),
- Beachten Sie bitte, daß während Ihrer Behandlung der Wechsel zu einem Meßgerät eines anderen Herstellers bzw. einer anderen Marke zu veränderten Blutzuckerwerten führen kann. Einige Meßgeräte geben Ihnen einen Vollblut-Wert an, während andere Geräte Plasma-Werte anzeigen, die um einiges höher liegen.
- Ihr Blutzuckermeßgerät speichert alle gemessenen Werte ab. Zur Vermeidung falscher Interpretationen sollten Sie Messungen bei Familienangehörigen oder anderen Personen vermeiden.
- Extrem veränderte Hämatokritwerte können die Glukosewerte nach oben oder unten beeinflussen. Das Hämatokrit ist ein Parameter, der das Volumen der roten Blutzellen im Verhältnis zum Gesamtblutvolumen darstellt.
- In großen Mengen eingenommene Medikamente wie Acetylsalicylsäure (ASS), Paracetamol oder Ascorbinsäure (Vitamin C) können die Blutzuckerwerte ebenso verfälschen wie sehr hohe Blutfette und eine deutlich vermehrte Harnsäure.

- Bei schwerem Wasserverlust des Körpers (z. B. durch anhaltend starkes Erbrechen zu Beginn der Schwangerschaft) kann sich die Glukosekonzentration in Ihrem Blut erhöhen.

Weitere Fehlerquellen bei der Blutzuckerselbstmessung:

- versehentliche Geräteumstellung auf eine andere Maßeinheit (Millimol/Liter = mmol/L oder Milligramm/Deziliter = mg/dL),
- starkes Pressen an der Einstichstelle des Fingers,
- Zuckerreste an den Fingern (z. B. Fruchtzucker nach Essen eines Apfels),
- Schweiß an den Fingern (z. B. nach sportlicher Betätigung),
- Auftragen einer zu geringen Blutmenge,
- Finger vor Blutentnahme nicht abgetrocknet
- Überschreiten des Verfalldatums der Blutzuckerteststreifen,
- falsche Lagerung der Teststreifen (nicht einfrieren, nicht über 40°C, keine Feuchtigkeit),
- falsche Codierung der Teststreifen – Charge am Blutzuckermeßgerät,
- Verwendung von Desinfektionsmitteln,
- Fehlablesung durch Teilausfall der LCD-Anzeige des Blutzukkermeßgerätes
- mögliche Störung durch starke elektro-magnetische Felder (z. B. Handy).

Bitte bringen Sie Ihr Blutzuckertagebuch zu jedem Gesprächstermin in Ihre Diabetesberatung mit!

Um eine optimale Kontrolle Ihres Blutzuckerspiegels zu gewährleisten, ist es notwendig, daß Sie Blutzuckertagesprofile unter „Alltagsbedingungen" erstellen.
Hierzu sollten Sie – insbesondere zu Beginn der Behandlung – sechs Blutzuckermessungen täglich durchführen:

1. morgens nüchtern vor dem Frühstück,
2. eine Stunde nach Beginn des Frühstücks oder zwei Stunden nach Beginn des Frühstücks,

3. vor dem Mittagessen,
4. eine Stunde nach Beginn des Mittagessens oder zwei Stunden nach Beginn des Mittagessens,
5. vor dem Abendessen,
6. eine Stunde nach Beginn des Abendessens oder zwei Stunden nach Beginn des Abendessens.

Hierbei gelten folgende Einstellungsziele im kapillären Vollblut (= Blut aus der Fingerbeere):

nüchtern sowie vor den Mahlzeiten:	*60 bis 90 mg/dl (3,3 bis 5,0 mmol/l)*
eine Stunde nach Beginn der Mahlzeit:	*unter 140 mg/dl (unter 7,8 mmol/l)*
zwei Stunden nach Beginn der Mahlzeit:	*unter 120 mg/dl (unter 6,7 mmol/l)*

Aus den gemessenen sechs Werten eines Tages (drei Werte vor und drei Werte nach den Mahlzeiten) läßt sich ein *Mittelwert des mütterlichen Blutzuckers* errechnen.
Dieser Mittelwert sollte unter 105 mg/dl (5,9 mmol/l) liegen, um zu gewährleisten, daß Ihr Kind mit Zucker nicht überversorgt wird. Auch eine Unterversorgung ist zu vermeiden!

Je nach Blutzuckerverlauf wird die Häufigkeit der Messungen individuell angepaßt. Bei guter Stoffwechsellage können ein bis zwei Tagesprofile pro Woche ausreichend sein, wobei dann eventuell auch die Messungen vor dem Mittag- und Abendessen wegfallen können. Die Entscheidung hierüber trifft Ihr Diabetesteam anläßlich der Besprechungen Ihrer Tagesprofile.

10.3 Sonstige Stoffwechselkontrollen

Wenn die Diagnose des Schwangerschaftsdiabetes gestellt worden ist, empfiehlt sich die Bestimmung des *HbA_{1c}-Wertes* aus dem Blut. Der HbA_{1c}-Wert ist ein Blutzuckerdurchschnittswert, mit dem die Qualität der mütterlichen Blutzuckereinstellung aus den zurückliegenden acht Wochen beurteilt werden kann. Er sollte zu Beginn der Schwangerschaft im oberen-, später im unteren Normbereich (unter 5 % bei Laborbestimmung nach HPLC-Methode) liegen.

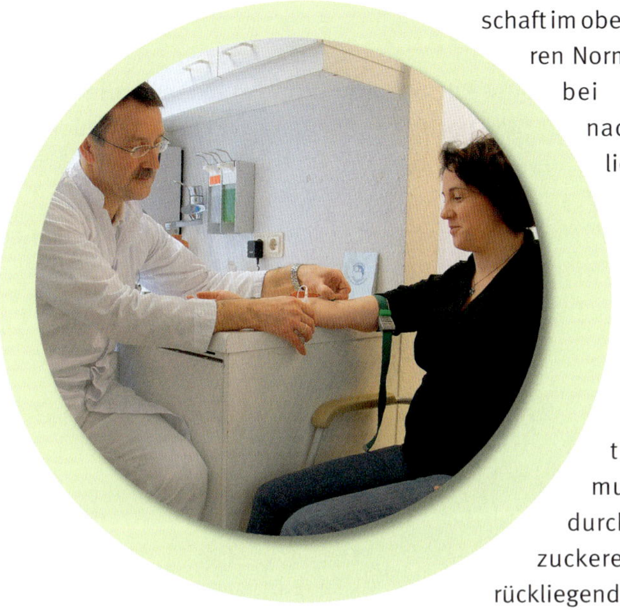

Gelegentlich kann auch die Bestimmung des *Fructosamin-Wertes* aus dem Blut sinnvoll sein. Mit der Fructosamin-Bestimmung läßt sich die durchschnittliche Blutzuckereinstellung der zurückliegenden ein- bis drei Wochen beurteilen. Der Normwert bei Schwangeren mit Schwangerschaftsdiabetes liegt bei unter 250 µmol/l (bezogen auf 7,2 g/dl Gesamteiweiß).

Die Kontrolle von Ketonkörpern im Urin mittels Teststreifen ist durchzuführen bei Kalorienreduktion zu Beginn der Ernährungsumstellung, sofern es zu einer kontinuierlichen Gewichtsabnahme kommt.

Erhält der Organismus nicht ausreichend Energie durch Kohlenhydrate, beginnt er automatisch, körpereigenes Fett zu „verbrennen". Hierbei entstehen *Ketonkörper*.

Eine Einschränkung der Nahrungsmittelzufuhr mit dem Zweck einer gezielten Gewichtsabnahme ist auf die Zeit nach der Schwangerschaft und Stillzeit zu verlegen!

10.4 Körperliche Aktivität

Körperliche Aktivität hat einen positiven Einfluß auf den Zuckerstoffwechsel, indem Zucker direkt verbraucht wird und die Körperzellen auf das Insulin aus der Bauchspeicheldrüse besser ansprechen. Die Folge sind sinkende Blutzuckerwerte.

Halten Sie bitte Rücksprache mit Ihrer/Ihrem Frauenärztin/arzt, bevor Sie sportliche Tätigkeiten aufnehmen oder fortsetzen. Sie/er wird abwägen, ob Gegenanzeigen hierfür bestehen.

In der Schwangerschaft sind Ausdauersportarten wie Schwimmen, Radfahren und Spaziergänge zu empfehlen.

Vermieden werden sollten Ballspiele, Reiten oder Joggen.

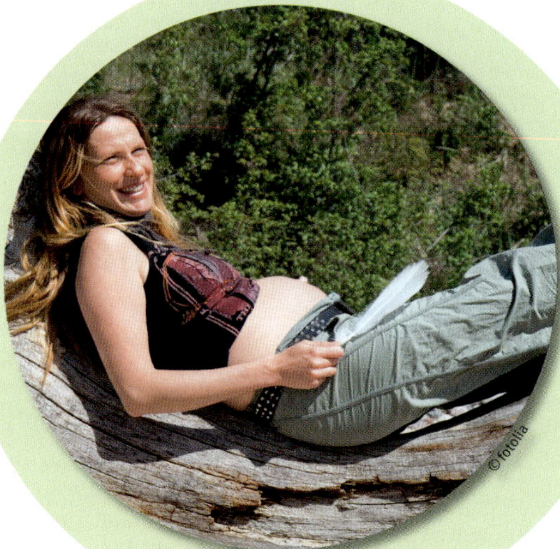

10.5 Ernährungsumstellung

Schwangerschaft bedeutet nicht, für zwei zu essen, sondern für zwei das Richtige zu essen!

10.5.1 Allgemeine Hinweise zur Ernährung während der Schwangerschaft

Nicht selten werden Ernährungsgewohnheiten von Schwangeren durch folgende, falsche Verhalten geprägt:

- „Damit ich genug Calcium bekomme, trinke ich täglich mindestens einen Liter Vollmilch".
- „Ich brauche jetzt doch viele Vitamine, deshalb esse ich am Tag ein Kilo Obst".
- „Seit ich schwanger bin, habe ich Heißhunger auf Süßigkeiten. Weil das wohl normal ist, esse ich eben mehr Süßes".
- „Vitamine bekomme ich ausreichend, denn ich trinke zwei Liter Fruchtsaft am Tag".
- „Ich möchte nicht so viel zunehmen, darum halte ich mich bei Brot, Kartoffeln und Nudeln zurück".
- „Ich möchte die Zeit der Schwangerschaft so gut wie möglich genießen und lehne mich deshalb am liebsten gemütlich zurück".
- „Wenn ich mich körperlich weniger betätige und insgesamt weniger Bewegung habe, hat mein Kind auch mehr Ruhe".

Für die Dauer der Schwangerschaft werden durchschnittlich zusätzlich 71 700 Kilokalorien (kcal) benötigt. Ernährungsexperten empfehlen, diesen Mehrbedarf gleichmäßig über die gesamte Schwangerschaft hindurch mit einer zusätzlichen Aufnahme von 255 kcal pro Tag zu decken.

Normalgewichtige Frauen haben ab dem 4. Schwangerschaftsmonat einen Kalorienbedarf von ca. 30 kcal pro Kilogramm Körpergewicht (kcal/kg KG).
Übergewichtige Frauen mit einem Body-Maß-Index (BMI) >27 kg/m² zu Beginn bzw. vor der Schwangerschaft sollten die Kalorienmenge auf 25 kcal/kg KG reduzieren, wobei eine gezielte Gewichtabnahme während der Schwangerschaft zu vermeiden ist. Eine Gewichtreduktion von ein bis zwei kg zu Beginn der Schwangerschaft ist unbedenklich.

Wenn Sie sich *regelmäßig* und *bedarfsgerecht* mit gesunder, *vollwertiger* Kost ernähren, wird Ihr Kind optimal mit allen Nährstoffen versorgt, die es zum normalen Wachstum benötigt. Außerdem tragen Sie auf diesem Wege entscheidend zu einer normalen Blutzuckereinstellung bei.

Regelmäßig bedeutet, daß Sie fünf bis sechs kleine Mahlzeiten mit einer gleichmäßigen Verteilung der kohlenhydrathaltigen Lebensmittel zu sich nehmen. Dadurch wird gewährleistet, daß Sie und Ihr Kind zu keinem Zeitpunkt unterversorgt sind. Außerdem wird verhindert, daß Ihr Organismus beginnt, Ihre „Fettreserven" zur Energiegewinnung heranzuziehen, was während der Schwangerschaft nicht ratsam ist!

Bedarfsgerecht bedeutet, daß Sie sich nicht „überernähren", sondern Ihrem Körper nur die Menge an Nährstoffen zuführen, die er aufgrund bestimmter Faktoren benötigt (Geschlecht, Alter, Größe, Körpergewicht, körperliche Betätigung, gesundheitlicher Zustand). Inwieweit dieser Bedarf während der Schwangerschaft erhöht ist, wird auf den folgenden Seiten ausführlich erläutert.

Vollwertige Ernährung meint eine weniger fleischbetonte Kost (viel Gemüse und Vollkornprodukte), bei der gering verarbeitete Lebensmittel bevorzugt werden. Dies heißt, daß Ihre Nahrung so vielseitig zusammengesetzt sein soll, daß alle Nährstoffe darin enthalten sind (= Mischkost). Gleichzeitig sollten Sie Ihre Nahrung schonend zubereiten. Sie sollte außerdem möglichst naturbelassen und frei von Fremd- oder Schadstoffen sein.
Lebensmittel, die industriell stark verarbeitet sind, sind generell weniger empfehlenswert! Hierzu zählen Nahrungsmittel in Pulverform, aus Auszugsmehlen, weißer, polierter Reis, Gemüse- und Obstkonserven, Instantgetränke sowie industriell stark verarbeitete Fette und Öle.

Hauptbestandteile unserer Nahrung sind:

Kohlenhydrate

(sind z. B. enthalten in Kartoffeln, Reis, Nudeln, Brot, Mehl und Mehlprodukten, Milch, Obst, Süßwaren, Müsli, Malzbier)

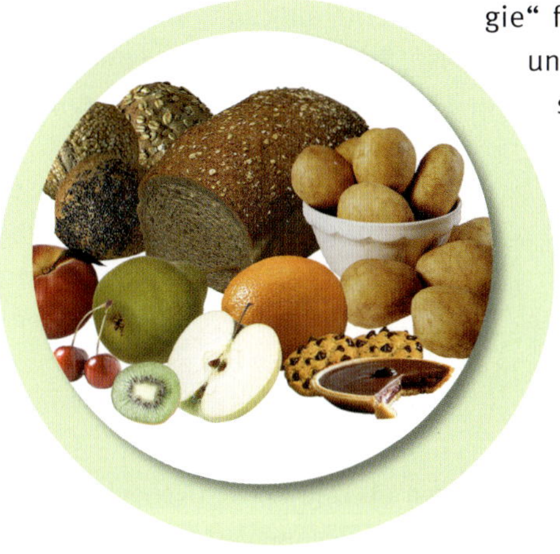

Sie liefern uns die lebensnotwendige „Energie“ für die Muskel- und Gehirnarbeit und sollten die Hauptenergiequelle sein. Außerdem regulieren sie den Eiweiß- und Fettstoffwechsel.

1 g Kohlenhydrate liefern dem Körper eine Energie von 4 kcal.

- Ihr Anteil an der täglichen Gesamtkalorienzufuhr sollte am höchsten sein. Er sollte *40 bis 55 %* betragen!

Fett

(ist z. B. enthalten in Butter, Margarine, Öl, vermehrt in fetter Wurst, fettem Käse, fetten Fleisch- und Fischsorten, Soßen, Torten, Süßigkeiten)

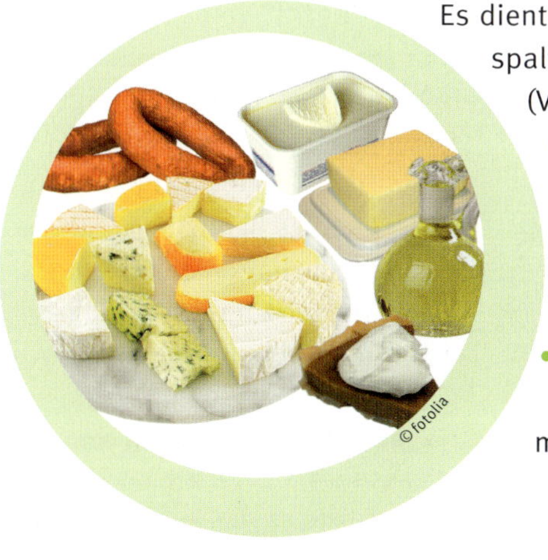

Es dient u. a. dem Transport und der Aufspaltung von fettlöslichen Vitaminen (Vitamin A, D, E, K). Es liefert uns die meiste Energie, d. h. es hat von allen Nährstoffen die meisten Kalorien!

1 g Fett liefert dem Körper eine Energie von 9 kcal.

- Sein Anteil an der täglichen Gesamtkalorienzufuhr sollte nicht mehr als *30 %* betragen!

Eiweiß

(ist z. B. enthalten in Getreide, Milch und Milchprodukten, Eiern, vermehrt in magerer Wurst, magerem Käse, Fleisch- und Fischsorten sowie in Gemüse und Hülsenfrüchten)

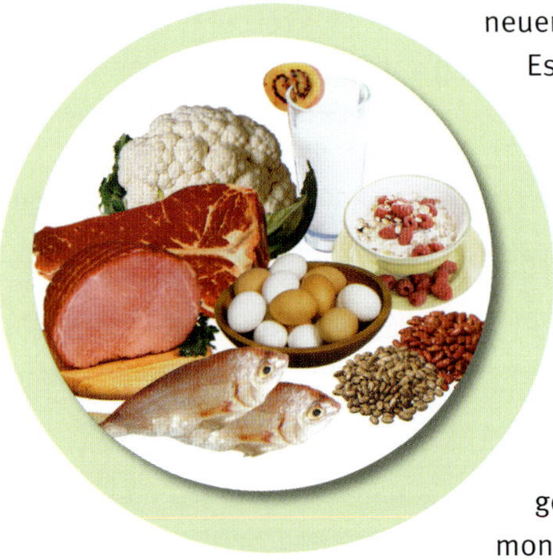

Es dient den Körperzellen und Geweben zur Erneuerung, Erhaltung und zum Wachstum. Es ist „Reparatur- und Baustoff".

1 g Eiweiß liefert dem Körper eine Energie von 4 kcal.

- Sein Anteil an der täglichen Gesamtkalorienzufuhr ist in der Schwangerschaft erhöht und sollte dann ca. 20 % betragen! (= 0,9 bis 1,4 g/kg KG)

Die Deutsche Gesellschaft für Ernährung (DGE) empfiehlt Schwangeren ab dem 4. Schwangerschaftsmonat, eine Zulage von 10 g Eiweiß pro Tag – also ca. 58 g Eiweiß pro Tag – und Stillenden eine Zulage von 15 g Eiweiß pro Tag – also ca. 63 g Eiweiß pro Tag – zu sich zu nehmen.

Ballaststoffe (= Nahrungsfasern)

Unter diesem Sammelbegriff werden Bestandteile der pflanzlichen Nahrung zusammengefaßt, die von den körpereigenen Enzymen des menschlichen Magen-Darm-Traktes nicht abgebaut werden. Es handelt sich um unverdauliche Kohlenhydrate. Ballaststoffe sind z. B. enthalten in Hülsenfrüchten, Vollkornprodukten, Obst, Gemüse.

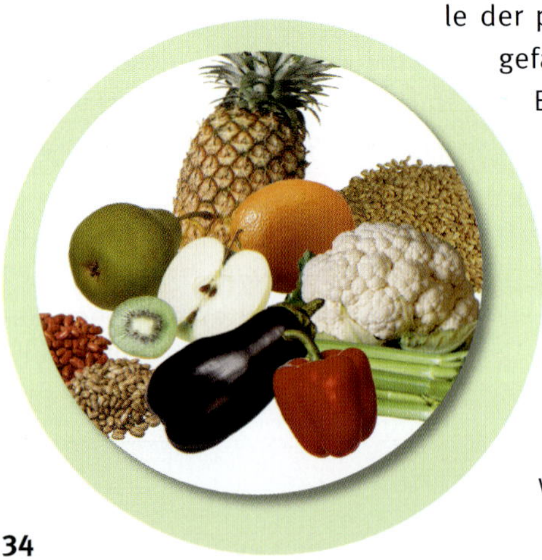

Sie sind kein Ballast, sondern sind für unseren Körper überaus wichtig. Sie erfüllen eine Reihe wichtiger, zum Teil sehr unterschiedlicher Funktionen im Verdauungstrakt und haben Auswirkungen auf den Stoffwechsel. Mit ihrer Hilfe kann beispielsweise eine gesunde Darmtätigkeit gefördert und das Gesamtcholesterin im Körper gesenkt werden.

- Eine Mindestaufnahme von *30 g pro Tag* ist ratsam.

Wasser

Der Mensch besteht – altersabhängig – zu mehr als der Hälfte seines Körpers aus Wasser. Eine erwachsene Frau besteht zu 50 %, ein erwachsener Mann bis zu 60 % und ein Säugling bis zu 70 % aus Wasser.

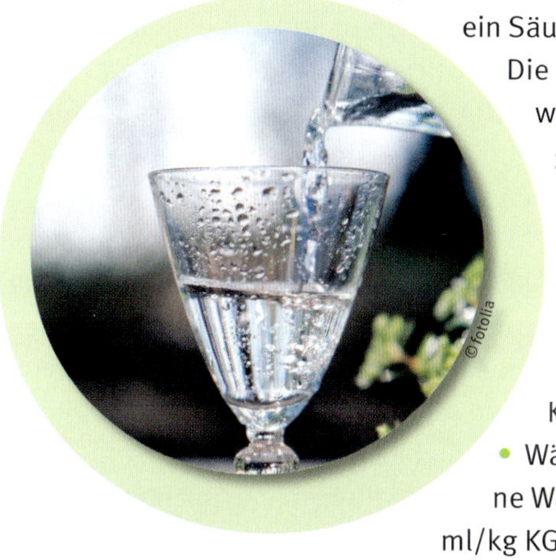

Die Zufuhr von Wasser ist lebensnotwendig, um die Funktionen des Organismus aufrecht zu erhalten. Mineralwasser liefert einen Beitrag zur Versorgung mit Mineralstoffen und Spurenelementen. Wasser steuert die Konzentrationen von Elektrolyten (Natrium, Kalium, Kalzium, Chlorid) im Körper.

- Während der Schwangerschaft ist eine Wasseraufnahme von *2,7 Liter* (= 35 ml/kg KG) am Tag empfehlenswert.

Weitere Bestandteile unserer Nahrung sind:
Vitamine, Mineralstoffe, Spurenelemente

Sie liefern dem Körper keine Energie, d. h. sie sind kalorienfrei. Sie sind notwendig, damit alle lebenswichtigen Stoffwechselreaktionen- und Aufbausysteme reibungslos ablaufen können. Sie dienen der Erhaltung und dem Schutz sämtlicher Körperzellen.

Mit Ausnahme weniger Vitamine müssen die meisten Vitamine sowie alle Mineral- und Spurenelemente (Kalzium, Phosphor, Kalium, Natrium, Magnesium, Eisen, Jod u. a.) mit der Nahrung zugeführt werden, da der Körper sie selbst nicht herstellen kann.

Durch eine ausgewogene Ernährung kann der Bedarf fast aller Nährstoffe in der Schwangerschaft gedeckt werden. Ausnahmen bilden folgende Mikronährstoffe, die während der Schwangerschaft – unabhängig davon, ob ein Schwangerschaftsdiabetes vorliegt – gegebenenfalls zusätzlich zugeführt werden müssen, um ein gesundes Wachstum des Kindes zu gewährleisten:

Vitamin A (Retinol)
ist ein fettlösliches Vitamin, welches hilfreich ist beim Aufbau und bei der Erhaltung unserer Haut und Schleimhäute der inneren Organe. Unentbehrlich ist es für Kinder beim Aufbau von kräftigen Zähnen, Knochen und Geweben, wichtig auch für die Blutbildung und die Schilddrüsentätigkeit. Vitamin A ist wichtig für die Netzhaut unserer Augen.
Der Tagesbedarf außerhalb der Schwangerschaft wird schon gedeckt durch ein Glas Karottensaft oder 125 g Grünkohl oder drei mittlere Tomaten oder 50 g Brokkoli oder 300 g Aprikosen. Die Aufnahme im Körper funktioniert um so besser, je mehr die Gemüse oder Früchte zerkleinert werden (raspeln oder pürieren). Zur besseren Verfügbarkeit sollten Lebensmittel, die Vitamin A enthalten, immer mit etwas Fett zubereitet werden (einfach ungesättigte Fettsäuren, z. B. Olivenöl).

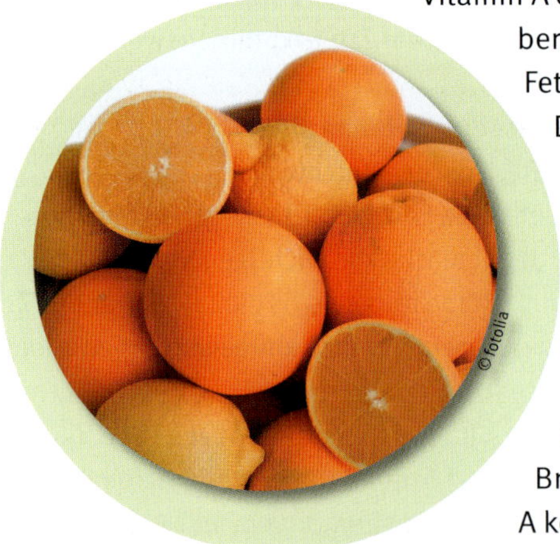

Die wertvollen Provitamine des Vitamins A, wie Beta-Carotin, Alpha-Carotin, Cryptoxanthin, sind in der Nahrung weit verbreitet in allen grünen, gelben und orangefarbenen Früchten und Gemüsen, allen voran in Karotten, Orangen, Mangos, Pfirsischen, Aprikosen, Brokkoli, Grünkohl, Spinat. Vitamin A kommt in seiner aktiven Form in tierischer Nahrung vor (Fisch, Milch, Butter, Käse, Rahm, Eier).

Vitamin B Komplex

Die Vitamine der B-Gruppe sind wasserlösliche Vitamine und hochaktiv beteiligt am Kohlenhydrat-, Fett- und Eiweißstoffwechsel. Alle B-Vitamine sind unersetzlich für Gehirn und Nerven. Sie helfen Schmerzen lindern. Ohne sie gibt es keine geregelte Verdauung, und nur mit ihnen sind Haut und Haare, Augen, Mund, Leber und rote Blutkörperchen richtig gesund. B-Vitamine können kaum gespeichert werden und müssen über die Nahrung ständig „nachgeschoben“ werden. B-Vitamine wirken als Komplex gemeinsam im Stoffwechsel und kommen meist gemeinsam in den gleichen Nahrungsmitteln vor. Fehlt ein B-Vitamin, wirken die Zellsysteme schon nicht mehr perfekt. Die reichsten Vitamin-B-Quellen sind Vollkornprodukte und mageres Fleisch.

Folsäure

ist ein wasserlösliches Vitamin der B-Gruppe, das für die Zellteilung, also das Wachstum und die Entwicklung des Fötus unentbehrlich ist. Es vermindert das Risiko von Fehlentwicklungen des Rückenmarks und des Zentralnervensystems, den sogenannten „Neuralrohrdefekten“ . Frauen mit Kinderwunsch wird bereits vier Wochen vor Eintritt der Schwangerschaft bis nach der 12. Schwangerschaftswoche die zusätzliche Zufuhr von 0,4 mg (400 µg) Folsäure pro Tag empfohlen. Folsäure ist in der Nahrung enthalten in Vollkornprodukten, Milch- und Milchprodukten, grünem Gemüse, Hülsenfrüchten, Fleisch, Obst und Eiern.

Jod

In der Schwangerschaft besteht ein erhöhter Jodbedarf, da infolge erhöhter Durchblutung der Niere die Jodausscheidung über den Urin ebenfalls erhöht ist. Jodmangel kann Ursache sein für die Beeinträchtigung der Entwicklung des Kindes sowie für Störungen der Schilddrüsenfunktion und Kropfbildung beim Neugeborenen. Jod ist in der Nahrung enthalten in Seefischen (Kabeljau, Rotbarsch, Schellfisch und Scholle) und jodiertem Speisesalz (1g entspricht ca. 15 bis 25 µg Jod) (100 g Scholle enthalten ca. 200 bis 250 µg Jod). Empfohlen wird die tägliche Aufnahme von 0,23 mg (230 µg) Jod pro Tag. Klären Sie mit Ihrer/Ihrem behandelnden Ärztin/Arzt, ob eine zusätzliche Gabe von 0,1 bis 0,2 mg (100 bis 200 µg) pro Tag in Tablettenform für Sie sinnvoll ist.

Eisen
ist wichtig für den Sauerstofftransport und die Bildung der roten Blutkörperchen bei Mutter und Kind. In den letzten drei bis sechs Schwangerschaftsmonaten ist der Bedarf an Eisen am höchsten, weil das Kind in dieser Zeit besonders schnell wächst. Eisen ist in der Nahrung enthalten in Vollkornprodukten, Fleisch, Gemüse und Hülsenfrüchten. Die Wirkung von Eisen wird verbessert durch die gleichzeitige Aufnahme von Vitamin C, z. B. durch Obst und Gemüse. Empfohlen wird während der gesamten Schwangerschaft, 30 mg Eisen pro Tag zu sich zu nehmen. Eine zusätzliche Gabe von Eisen in Tablettenform kann individuell notwendig sein. Bitte klären Sie dies mit Ihrer/Ihrem behandelnden Ärztin/Arzt ab.

Kalzium
ist wichtig für den Aufbau des kindlichen Knochensystems, für den Zahnaufbau und die Blutgerinnung. Kalzium ist in der Nahrung enthalten in Milch, Milchprodukten, getrockneten Sojabohnen, Grünkohl und kalziumhaltigen Mineralwässern. Bei Mischkost mit diesen Nahrungsmitteln ist der Kalziumbedarf in der Schwangerschaft in der Regel gedeckt. Frauen, die keine Milchprodukte zu sich nehmen, sollten mit der/dem behandelnden Frauenärztin/-arzt die Einnahme von Kalziumpräparaten besprechen. Schwangeren Frauen wird die Aufnahme von 1 000 mg Kalzium pro Tag empfohlen. Für Schwangere unter 19 Jahren ist die Aufnahme von 1 200 mg pro Tag ratsam.

Empfehlenswerte Nährstoffzufuhr während der Schwangerschaft in der Übersicht		
Erhöhter Bedarf an	**Nichtschwangere**	**Schwangere**
Eiweiß	*ca. 50 g pro Tag*	*ca. 60 g pro Tag*
Eisen	*15 mg pro Tag*	*30 mg pro Tag*
Folsäure	*400 µg pro Tag*	*600 µg pro Tag*
Jod	*200 µg pro Tag*	*230 µg pro Tag*
Vitamin A	*0,8 mg äquivalent*	*1,1 mg äquivalent**
Vitamin B1	*1,0 mg pro Tag*	*1,2 mg pro Tag**
Vitamin B2	*1,2 mg pro Tag*	*1,5 mg pro Tag**
Vitamin B6	*1,2 mg pro Tag*	*1,9 mg pro Tag**
Vitamin B12	*3,0 µg pro Tag*	*3,5 µg pro Tag*
* ab dem 4. Schwangerschaftsmonat		

Quelle: DACH: Referenzwerte für die Nährstoffzufuhr, Umschau Verlag Frankfurt, 2000

Auf folgende Nahrungs- und Genußmittel sollten Schwangere grundsätzlich verzichten:

- *Rohmilch* und Weichkäse aus Rohmilch (können Krankheitserreger enthalten wie Listerien = Bakterien; diese könnten auf das Kind übertragen werden).
- *Rohes Fleisch* und Rohwurst (können den Toxoplasmoseerreger enthalten; dieser könnte auf das Kind übertragen werden).
- *Koffeinhaltige Getränke* in größeren Mengen (starker Kaffee, starker Schwarztee, grüner Tee, Colagetränke); bis zu drei Tassen Kaffee oder Tee pro Tag gelten als unbedenklich.

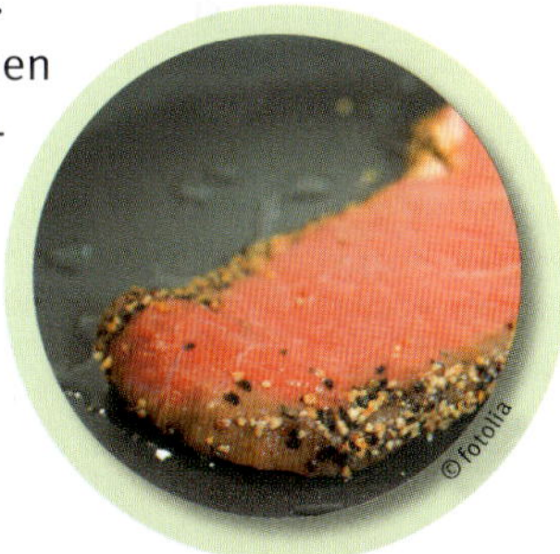

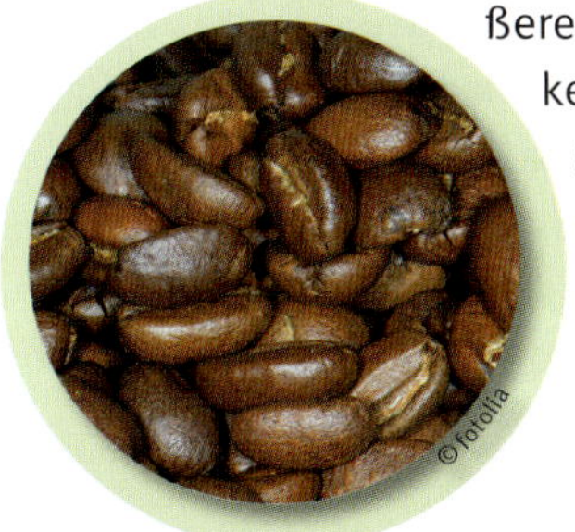

- *Alkohol:* Alkoholkonsum der Mutter während der Schwangerschaft ist eine der häufigsten Ursachen für angeborene Fehlbildungen, für Entwicklungs- und Wachstumsstörungen sowie für Verhaltensauffälligkeiten und Intelligenzminderung beim Kind.

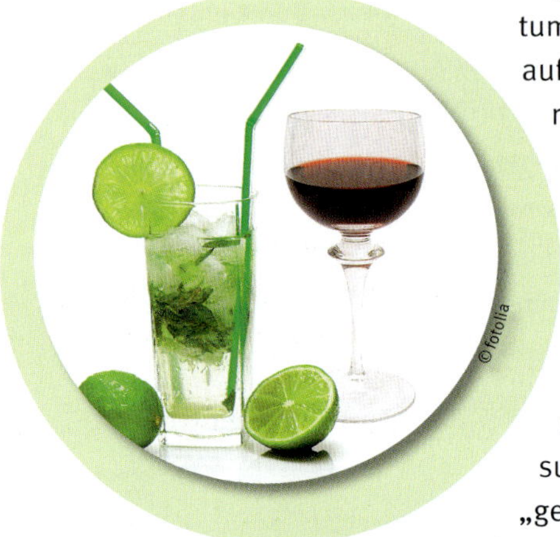

Es existiert kein Grenzwert für den Alkoholkonsum, unterhalb dessen eine Schädigung des Kindes sicher ausgeschlossen werden kann. Auch läßt sich kein Zeitpunkt der Schwangerschaft festlegen, an dem der Konsum von Alkohol mehr oder weniger „gefährlich" für das Ungeborene wäre. Selbst gelegentliches Trinken während der Schwangerschaft kann also – je nach Entwicklungsphase des Kindes – spezifische Organschäden verursachen. Folglich sollten Sie möglichst während der gesamten Schwangerschaft auf Alkohol sowie alkoholhaltige „Stärkungsmittel" und Medikamente verzichten.

- *Zigaretten:* Zigarettenrauch enthält 3 500 bis 4 000 verschiedene Substanzen (z. B. Teer, Nikotin, Arsen, Benzol, Cadmium, Blausäure, Blei, Kohlenmonoxid).

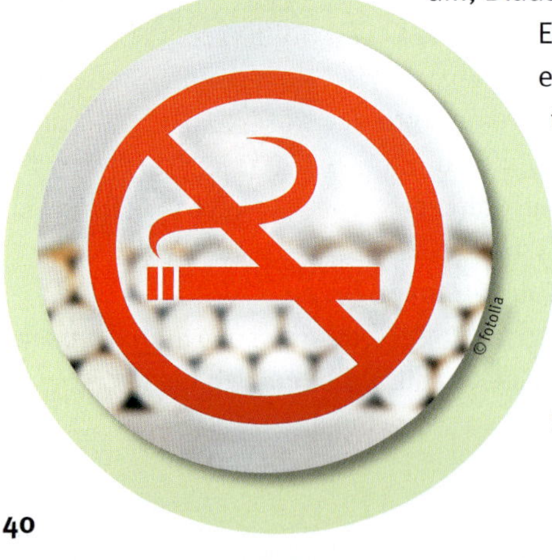

Etwa 20 Minuten nach dem Genuß einer Zigarette hat das Kind im Mutterleib dieselbe Nikotinkonzentration im Blut wie die Mutter und sein Herzschlag wird schneller. Häufiges Rauchen der Mutter führt zu einer schlechten Durchblutung der Plazenta (= Mutterkuchen) und somit zu einer mangelnden Sauerstoffversorgung des Kindes.

Dosisabhängig kann das Rauchen der Mutter Folgen für das Kind haben:
- Beeinträchtigung der Entwicklung des Gehirns,
- Untergewicht bei Geburt,
- Häufung von Allergien und Infektionen,
- Häufung von Fehlbildungen und Frühgeburten,
- Wachstumsstörungen,
- Übererregbarkeit und Hyperaktivität,
- Verminderung der roten Blutkörperchen,
- erhöhtes Risiko des plötzlichen Kindstodes um 25 bis 50 %,
- erhöhtes Risiko, im Jugendalter an Asthma zu erkranken,
- erhöhtes Leukämie- und Lymphomrisiko,
- erhöhtes Risiko einer vorzeitigen Plazentaablösung um 20 bis 30 %,

Vermeiden Sie ebenfalls das „Passiv-Rauchen" in Ihrer Umgebung. Bereits das „passive Rauchen" (Einatmen von Zigarettenrauch aus der Umgebung) kann zu einer Unterentwicklung des Kindes im Mutterleib führen und birgt ein erhöhtes Risiko für Fehl- und Totgeburten sowie für ein frühzeitiges Ablösen der Plazenta.

Empfohlene Trinkmenge:
Die empfohlene Trinkmenge während der Schwangerschaft liegt bei zwei bis drei Liter am Tag, wobei ausschließlich kalorienfreie Getränke (z. B. Wasser, Tee) bevorzugt werden sollten. Erlaubt sind in Maßen Mischungen aus Wasser und Säften im Verhältnis 2:1. Bei manchen Schwangeren kann der Verzehr von „Schorlen" – aufgrund des Zuckergehaltes der Säfte – jedoch zu einem übermäßigen Blutzuckeranstieg führen. Ist dies bei Ihnen der Fall, sollten Sie generell auf Fruchtsäfte verzichten.

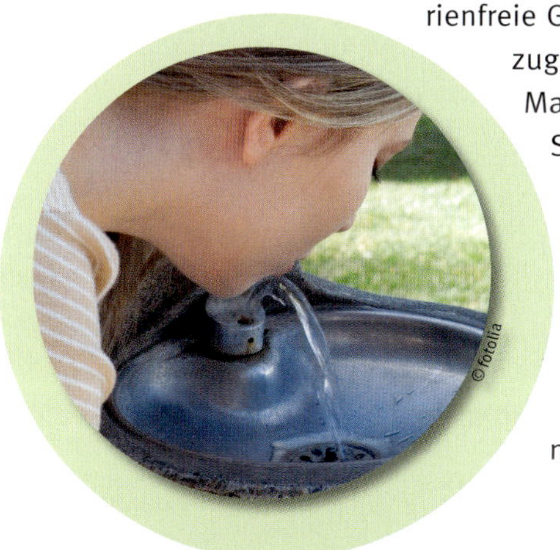

Abgesehen von dem bereits beschriebenen individuellen Mehrbedarf bestimmter Stoffe gelten für die Ernährung von Schwangeren – unabhängig davon, ob ein Schwangerschaftsdiabetes vorliegt oder nicht – die gleichen Empfehlungen wie für nicht schwangere Erwachsene.

Entscheidend ist die richtige, ausgewogene Zusammensetzung der Nährstoffe (= Mischkost) und die bedarfsgerechte Verteilung auf fünf bis sechs kleinere Mahlzeiten über den Tag.

Zu empfehlen ist die Aufnahme einer kleinen Mahlzeit alle zwei bis drei Stunden! So vermeiden Sie eine Unterversorgung und begrenzen die Blutzuckeranstiege nach den Mahlzeiten.

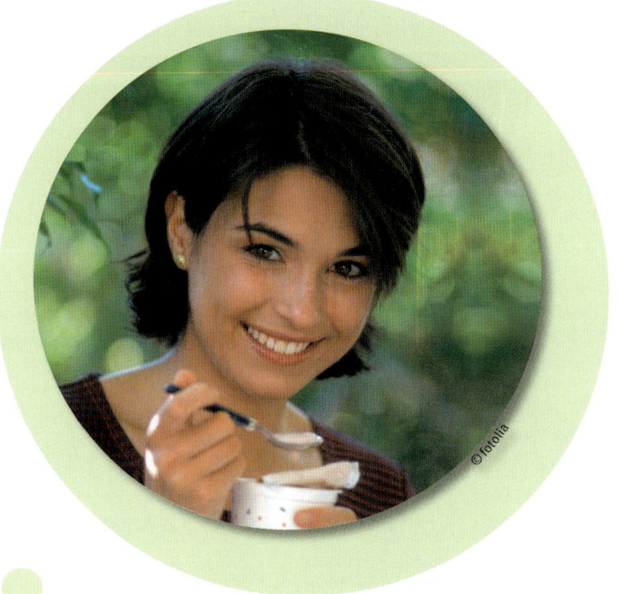

10.5.2 Die zehn Regeln der DGE (Deutsche Gesellschaft für Ernährung)

Von folgenden „zehn Regeln für eine gesunde Ernährung" der DGE profitieren neben Ihnen als Schwangere auch Ihre Familienmitglieder:

1. Vielseitig, aber nicht zu viel
   (abwechslungsreiche, vielseitige Lebensmittelauswahl).
2. Weniger Fett und fettreiche Lebensmittel
   (beugt einer übermäßigen Gewichtszunahme vor).
3. Wenig Süßes
   (beugt einer übermäßigen Gewichtszunahme und hohen Blutzuckerwerten vor; bei Insulintherapie muß Süßes berechnet werden).
4. Mehr Vollkornprodukte
   (der hohe Anteil an Ballaststoffen läßt den Blutzucker langsamer und geringer ansteigen).
5. Reichlich Gemüse, Kartoffeln und Obst
   (den Gemüse- und Kartoffelanteil erhöhen, Obstmengen auf den Tag verteilen = 5 – 6 x Gemüse und kleinere Mengen Obst am Tag!).
6. Tierisches Eiweiß
   Während der Schwangerschaft und Stillzeit kann ein Mehrbedarf erforderlich sein; außerhalb dieser Zeit ist generell die Aufnahme von weniger tierischem Eiweiß empfehlenswert! (Gilt individuell, da einige Personen sich bereits mit wenig tierischen Produkten ernähren).
7. Würzig, aber nicht salzig
   (auf Fertigprodukte verzichten! Speisen lieber selbst herstellen und die Vielfalt an Kräutern nutzen!).
8. Trinken mit Verstand
   (bewußter Umgang mit kalorienhaltigen Getränken; bei Insulintherapie müssen diese evtl. berechnet werden).
9. Öfter kleinere Mahlzeiten
   (beugen einem übermäßigen Blutzuckeranstieg vor).
10. Schmackhaft und schonend zubereiten
   (vermindert Nährstoffverluste).

Mit einer Ernährungsumstellung ist der Blutzucker bei etwa 80 % aller Frauen mit Schwangerschaftsdiabetes gut einstellbar. Bei etwa 20 % ist zusätzlich eine Insulinbehandlung erforderlich.

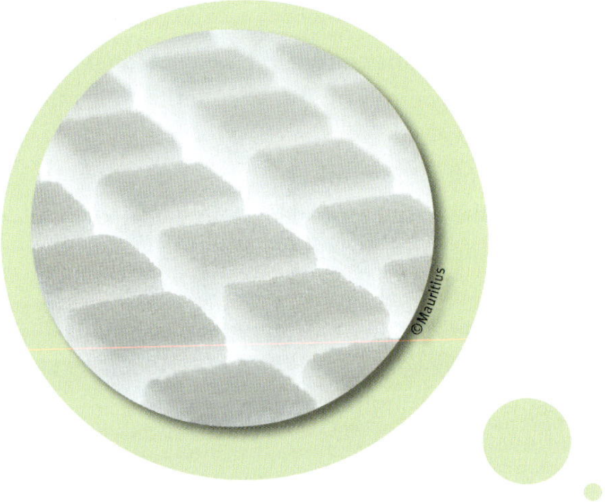

10.5.3 Kohlenhydrate: „Kraftstoff" für unseren Körper

Den größten Anteil an der täglichen Kalorienzufuhr sollten die Kohlenhydrate haben!

Kohlenhydrate (= Zuckerstoffe) sind unsere Hauptenergiequelle und liefern den „Kraftstoff" für unsere Körperaktivitäten. Man unterscheidet verschiedene Arten von Kohlenhydraten in der Nahrung:

- Verdaubare Kohlenhydrate:
  1. kurzkettige Kohlenhydrate (1 - 2 Zuckerbausteine),
  2. langkettige Kohlenhydrate (bis zu 5 000 Zuckerbausteine).
- Unverdaubare Kohlenhydrate:
  = Ballaststoffe (= Nahrungsfasern).

Kohlenhydratgruppe	**Name**	**Vorkommen in**
Einfachzucker □ *(ein Zuckerbaustein)*	*Traubenzucker (Glukose, Dextrose)*	*Obst, z. B. Weintrauben, Honig, Baustein aller anderen Kohlenhydrate*
	Fruchtzucker (Fruktose)	*alle süßen Früchte, Honig, Baustein des Rüben- und Rohrzuckers*
	Schleimzucker (Galaktose)	*Buttermilch, Joghurt, Kefir Baustein des Milchzuckers*
Zweifachzucker □-□ *(zwei Zuckerbausteine miteinander verbunden)*	*Rüben- oder Rohrzucker (Saccharose)*	*Haushaltszucker, Milch, Süßigkeiten, Früchte, Schokolade*
	Milchzucker (Laktose)	*Milch, Buttermilch, Joghurt, Kefir*
	Malzzucker (Maltose)	*keimende Gerste, Bier, Malzextrakt, Abbauprodukt der Stärke in Kartoffeln, Getreide, Mehl*
Mehrfachzucker □-□-□-□ *(mehrere Zuckerbausteine miteinander verbunden)*	*Dextrine Maltodextrin*	*Abbauprodukt der Stärke*
Verdauliche Vielfachzucker □-□-□-□-□ *(mehrere tausend Zuckerbausteine miteinander verbunden)*	*Stärke*	*wichtigster Speicherstoff der pflanzlichen Zellen, Knollengewächse, z. B. Kartoffeln, Getreidekörner*
Unverdauliche Vielfachzucker = Ballaststoffe	*Cellulose*	*Pflanzliche Nahrungsmittel: Vollkornerzeugnisse, Obst*
	Hemicellulose	*Teil der Ballaststoffe von Weizen und Roggen*
	Pektin	*Schalen von Äpfeln, Beeren, Fruchtgelee*

Quelle: www.ernaehrungs-city.de

Die verdaubaren Kohlenhydrate unterscheiden sich dadurch, daß sie bei der Verdauung im Dünndarm unterschiedlich schnell aufgespalten werden und somit auch unterschiedlich schnell ins Blut aufgenommen werden. Ballaststoffe bewirken im Dünndarm, daß die verdaubaren Kohlenhydrate langsamer und gleichmäßiger aufgenommen werden.
Verschiedene Arten von Kohlenhydraten erhöhen den Blutzucker unterschiedlich, sind also unterschiedlich blutzuckerwirksam.

Ein Maß für die Blutzuckerwirksamkeit von kohlenhydrathaltigen Nahrungsmitteln ist der *glykämische Index (= GI).* Er wird in Prozent ausgedrückt und bietet Ihnen einen Anhaltspunkt für die Entwicklung Ihres Blutzuckerspiegels.
Bei einem hohen GI gehen die Kohlenhydrate sehr rasch ins Blut über (Traubenzucker = GI 100 %). Ein niedriger GI bedeutet einen langsamen Anstieg des Blutzuckers (Frischkornmüsli = GI unter 30 %).

Bei Anwendung des glykämischen Index müssen jedoch verschiedene Faktoren beachtet werden, welche auf die Blutzuckerwirksamkeit Einfluß nehmen:

- Aufbau der Nahrungskohlenhydrate (z. B. Stärke oder Milchzucker),
- Ballaststoffgehalt (z. B. Weißbrot oder Vollkornbrot),
- Verarbeitungsgrad (z. B. Saft oder rohes Obst),
- Kombination der Kohlenhydrate mit anderen Nährstoffen, wie Fett und Eiweiß (z. B. Brot mit Wurst oder Käse),
- Reifegrad (z. B. bei Obst),
- Geschwindigkeit der Magenentleerung (z. B. flüssige oder „feste“ Kohlenhydrate),
- Eßgeschwindigkeit, Zerkleinerungsgrad durch das Kauen,
- Zeitpunkt der Kohlenhydrataufnahme.

Der unterschiedliche Einfluß der verschiedenen kohlenhydratreichen Lebensmittel auf die Blutzuckerkonzentration läßt sich nach dem derzeitigen Kenntnisstand nur unzureichend erklären. Wichtig ist jedoch nach wie vor, daß die Kohlenhydrate – trotz ihrer unterschiedlichen Effekte – über den Tag verteilt aufgenommen werden sollten, um eine möglichst gleichmäßige Versorgung mit Glukose zu erreichen.

Beispiele für den glykämischen Index	
GI (Glykämischer Index)	**Beispiele**
110 – 90 %	*Malzzucker, Instant-Kartoffelpüree, Honig, gekochter weißer Reis, Cornflakes, Cola*
90 – 70 %	*Weißbrot, Graubrot, Knäckebrot, Kräcker, Biskuit, Plätzchen, Bier*
70 – 50 %	*Haferflocken, Bananen, Salzkartoffeln, Haushaltszucker, Vollkornbrot, ungesüßte Obstsäfte*
50 – 30 %	*Milch, Joghurt, Obst, Spaghetti, Eiscreme*
‹ 30 %	*Linsen, Bohnen, Gemüse, Frischkornmüsli*

Quelle: Schmeisl: Schulungsbuch für Diabetiker, Urban & Fischer-Verlag München, 2005

Generell werden Lebensmittel mit einem möglichst niedrigen GI empfohlen. Denn je flacher die Kurve des Blutzuckeranstiegs, um so geringer ist die Insulinausschüttung.

Man unterscheidet:

Langsam verdauliche Kohlenhydrate
(niedriger glykämischer Index)
Sie gehen langsam in das Blut und lassen den Blutzucker langsam und gering ansteigen.
Sie sind von Vorteil!
Hierzu zählen z. B. Vollkornprodukte, Müsli (ungesüßt), Kartoffeln, Naturreis, Hülsenfrüchte.

Schnell verdauliche Kohlenhydrate
(hoher glykämischer Index)
Sie gehen schnell in das Blut und lassen den Blutzucker schneller und höher ansteigen, als langsam verdauliche Kohlenhydrate.
Sie sind eher von Nachteil!
Hierzu zählen z. B. Honig, Haushaltszucker, Produkte aus Weißmehl, Fruchtsäfte, Cola, Limo.
Auch der Fruchtzucker aus Obst ist ein schnell verdaulicher Zuckerstoff. Obst ist jedoch – verteilt auf den Tag und in kleineren Mengen – für Sie von Vorteil!

Milch und Milchprodukte enthalten Milchzucker, der relativ schnell verdaulich ist und ihren Blutzucker leicht ansteigen läßt. Ausnahmen bilden der Quark und der Käse. Diese enthalten vor allem Eiweiß (Kasein) und Fett; der Milchzucker wird bei der Herstellung mit der Molke entfernt. In vernünftigen Mengen sind Milch- und Milchprodukte für Sie von Vorteil!
Beispiel: Zwei bis drei Milchprodukte auf den Tag verteilt = zum Frühstück eine Quarkspeise, als Zwischenkost am Vormittag 1 kleiner Joghurt (125 g), als Zwischenkost am Nachmittag 1 Glas Milch, Kefir oder Buttermilch (200 ml).

10.5.4 Übersicht empfehlenswerter und weniger empfehlenswerter Lebensmittel

empfehlenswert	weniger empfehlenswert
Gewürze: *frische Küchenkräuter, Zwiebeln, Zitrone, Gewürze vielfältiger Art*	*fertige Gewürzmischungen, fertige Salatdressings*
Gemüse: *frisches Gemüse aller Art, Tiefkühl-Gemüse*	*Gemüse in Konserven*
Obst: *frisches Obst aller Art, in kleineren Mengen auf den Tag verteilt, Tiefkühl-Obst*	*Obst in Konserven* *Getrocknetes Obst*
Getreideprodukte – ballaststoffreich: *alle Produkte aus Vollkornmehl (= Mehl aus dem vollen Korn gemahlen = Mehl mit hoher Typenzahl, z. B. Typ 1050), Vollkornbrot, Knäckebrot, Vollkornnudeln, Naturreis, Müsli (ungesüßt)*	***ballaststoffarm:*** *alle Produkte aus Weißmehl (= Auszugsmehl = Mehl mit niedriger Typenzahl, z. B. Typ 405), Weißbrot, Toastbrot, Zwieback, helle Nudeln, weißer (polierter) Reis, Stärkemehl*
Kartoffeln – fettarm zubereitet: *Pellkartoffeln, Salzkartoffeln, Kartoffelpüree und selbstgemachte Kartoffelklöße werden aufgrund der mechanischen Zerkleinerung rascher resorbiert*	***fettreich zubereitet:*** *Bratkartoffeln, Pommes frites (auch „Backofen-Fritten“), Kartoffelpuffer, Kartoffelkroketten, Kartoffelklöße aus Kartoffelpulver angerührt*

empfehlenswert	weniger empfehlenswert
Milchprodukte – fettarm: *Milch, Buttermilch, Dickmilch, Kefir, Joghurt,* *Magerquark, Speisequark 20 %* *Käse bis 30 % Fett i.Tr. (= in Trockenmasse)* *saure Sahne 10 %*	***Milchprodukte – fettreich:*** *Speisequark 40 %* *Käse über 30 % Fett i.Tr.* *Käsesorten mit Rotschimmel* *saure Sahne über 10 %* *süße Sahne, Creme frâiche, Rahm- Rohmilch und Rohmilchprodukte*
Wurst- und Fleischwaren – fettarme Sorten: *alle Bratensorten, Kochschinken, Wurst in Aspik < 10 % Fett, Corned beef, Geflügel- und Putenwurst, Schinken ohne Fettrand* *mageres Fleisch ohne sichtbares Fett* *Geflügel ohne Haut*	***fettreiche Sorten:*** *Fleischwurst, Salami, Teewurst, Leber- und Blutwurst, Schinken mit Fettrand* *rohe Wurstwaren, Innereien* *fettes Fleisch mit sichtbarem Fett, rohe Fleischwaren (Mett, Tartar)* *Geflügel mit Haut*
Fisch: *frischer Fisch, Tiefkühlfisch (nicht zubereitet), Konserven im eigenen Saft, auch fettreiche Fischsorten wie Lachs, Hering und Thunfisch sind vorteilhaft*	*Aal, Räucherfisch, Konserven in zubereitetem Saft oder Öl, panierter, frittierter Fisch*

empfehlenswert	**weniger empfehlenswert**
Fette und Öle: *sparsam verwenden!* *Sonnenblumenöl, Maiskeimöl, Olivenöl, Weizenkeimöl, Rapsöl, Leinöl, Nußöl,* *Öle mit hohem Anteil an einfach ungesättigten Fettsäuren*	*Öle mit hohem Anteil an gesättigten und mehrfach ungesättigten Fettsäuren*
Margarinen, die frei von gehärteten Fetten sind mit reduziertem Fettgehalt *Butter, dünn gestrichen*	*Schweineschmalz, Butter, dick gestrichen, Margarine mit gehärteten oder zum Teil gehärteten Fetten und hohem Fettanteil, Palmkernfett, Kokosfett, Erdnußfett*
Süßwaren: *Marmelade (in kleinen Mengen), evtl. mit Fruchtzucker gesüßt*	*Nuß-Nougat-Creme, Traubenzucker (z. B. in Kakaopulver), Honig, Zuckerrübensirup, Dicksaft*
selbstgebackener, fettarmer Kuchen mit deutlich reduziertem Zuckeranteil (evtl. anteilmäßig Fruchtzucker)	*fettreiche Torten, Blätterteig, Schokolade, Bonbons, Marzipan*
Getränke: *zuckerfrei, kalorienfrei (Mineralwasser, Tee)*	*zuckerhaltig, kalorienreich (Limonade, Cola, Malzbier, Fruchtsäfte unverdünnt), alkoholhaltige Getränke*

Spezielle Diabetikerprodukte – auch Diätprodukte – sind für Ihre gesunde Ernährung nicht erforderlich!

Zum Süßen von Speisen und Getränken können Sie gelegentlich Fruchtzucker oder Haushaltszucker in *geringen Mengen* verwenden.
Alternativ können Sie gelegentlich in geringen Mengen Süßstoffe einsetzen, da diese den Blutzuckerspiegel nicht verändern. Süßstoffe sind synthetisch hergestellt und gehören zu den Lebensmittelzusatzstoffen. In haushaltsüblichen Mengen sind Süßstoffe für die Gesundheit unbedenklich.

Auflistung von Süßstoffen und Zuckeraustauschstoffen:	
Süßstoffe	**Zuckeraustauschstoffe**
Saccharin (E 954)	*Fruktose = Fruchtzucker*
Cyclamat (E 952)	*Sorbit*
Aspartam (E 951)	*Mannit*
Acesulfam-K (E 950)	*Xylit*
Thaumatin (E 957)	*Maltit*
Neohesperidin DC (E 959)	*Isomalt*
	Lactit

Nun haben Sie die Grundlagen einer gesunden Ernährung kennengelernt. Sie verschaffen Ihnen einen Überblick, wie eine ausgewogene Ernährung während der Schwangerschaft – auch bei Schwangerschaftsdiabetes – aussehen sollte.

10.5.5 Richtwerte für die Gesamtenergieaufnahme während der Schwangerschaft

In den folgenden Beispielen möchte ich Ihnen einige Richtwerte dafür geben, welche Gesamtenergieaufnahme während der Schwangerschaft am Tag für Sie empfehlenswert ist und in welchen Anteilen an Kohlenhydraten, Eiweiß und Fett Sie diese zusammensetzen sollten.

Hierzu errechnen Sie bitte selbst, ob Sie vor Eintritt der Schwangerschaft normalgewichtig, übergewichtig oder untergewichtig waren.
Zur Beurteilung dessen müssen Sie zunächst Ihr *Normalgewicht* außerhalb der Schwangerschaft errechnen.

Berechnung des Normalgewichtes für Frauen und Männer nach dem Body-Maß-Index (BMI):

$$\textbf{BMI} = \frac{\textbf{Körpergewicht in kg}}{\textbf{Körperlänge in Meter x Körperlänge in Meter}}$$

$$\text{Beispiel: } \frac{70 \text{ kg}}{1{,}70 \text{ m x } 1{,}70 \text{ m}} = \text{BMI } 24$$

Bewertung des BMI	
Klassifikation	**BMI (kg/m²)**
Untergewicht	*‹ 18,5*
Normalgewicht	*18,5 – 24,9*
Übergewicht	*≥ 25,0*
Präadipositas	*25 – 29,9*
Adipositas Grad I	*30 – 34,9*
Adipositas Grad II	*35 – 39,9*
Adipositas Grad III	*≥ 40*

Quelle: www.adipositas-gesellschaft.de, WHO, 2000

Der Begriff „Übergewicht“ bezieht sich zunächst wertfrei auf eine erhöhte Körpermasse, welche alle Gewebe einschließt (Fett, Knochen, Muskeln, etc.)
Der Begriff „Adipositas“ bezeichnet einen Überschuß an Körperfett.
Orientieren Sie sich beim Ablesen Ihres individuellen Tagesenergiebedarfs aus den nachfolgenden Tabellen bitte an Ihrer Körperlänge!

1. Richtwerte für *normalgewichtige Schwangere*

Schwangere mit einem BMI von 18,5 bis 24,9 vor der Schwangerschaft
(Gesamtkalorienbedarf pro Tag = Normalgewicht x 30 kcal/kg KG

Körperlänge (m)	Gesamtkalorienbedarf pro Tag (kcal)	Kohlenhydrate (= KH) (g) (40 – 55 % des Gesamtkalorienbedarfs pro Tag) 12 g KH = 1 BE* 10 g KH = 1 KE**	Eiweiß (g) (20 % des Gesamtkalorienbedarfs pro Tag)	Fett (g) (30 % des Gesamtkalorienbedarfs pro Tag)
1,60	1800	225 = 19 BE = 22 KE	90	60
1,65	1950	244 = 20 BE = 24 KE	98	65
1,70	2100	263 = 22 BE = 26 KE	105	70
1,75	2250	281 = 23 BE = 28 KE	113	75
1,80	2400	300 = 25 BE = 30 KE	120	80

*BE = Broteinheit (1 BE = 12 g Kohlenhydrate)
**KE = Kohlenhydrat-Einheit (1 KE = 10 g Kohlenhydrate)

2. Richtwerte für *untergewichtige Schwangere*

Schwangere mit einem BMI von < 18,5 vor der Schwangerschaft
(Gesamtkalorienbedarf pro Tag = Normalgewicht x 35 kcal/kg KG

Körperlänge (m)	Gesamtkalorienbedarf pro Tag (kcal)	Kohlenhydrate (= KH) (g) (40 – 55 % des Gesamtkalorienbedarfs pro Tag) 12g KH = 1 BE 10 g KH = 1 KE	Eiweiß (g) (20 % des Gesamtkalorienbedarfs pro Tag)	Fett (g) (30 % des Gesamtkalorienbedarfs pro Tag)
1,60	2100	262 = 21 BE = 26 KE	105	70
1,65	2275	284 = 23 BE = 28 KE	113	75
1,70	2450	306 = 25 BE = 30 KE	122	81
1,75	2625	328 = 27 BE = 33 KE	131	87
1,80	2800	350 = 29 BE = 35 KE	140	93

3. Richtwerte für *übergewichtige Schwangere*

Schwangere mit einem BMI von › 25 vor der Schwangerschaft *(Gesamtkalorienbedarf pro Tag = Normalgewicht x 25 kcal/kg KG*				
Körperlänge (m)	**Gesamtkalorienbedarf pro Tag (kcal)**	**Kohlenhydrate (= KH) (g) (40 – 55 % des Gesamtkalorienbedarfs pro Tag) 12g KH = 1 BE 10 g KH = 1 KE**	**Eiweiß (g) (20 % des Gesamtkalorienbedarfs pro Tag)**	**Fett (g) (30 % des Gesamtkalorienbedarfs pro Tag)**
1,60	*1500*	*189 = 16 BE = 19 KE*	*75*	*50*
1,65	*1625*	*203 = 17 BE = 20 KE*	*81*	*54*
1,70	*1750*	*219 = 18 BE = 22 KE*	*88*	*58*
1,75	*1875*	*234 = 20 BE = 23 KE*	*94*	*63*
1,80	*2000*	*250 = 21 BE = 25 KE*	*100*	*67*

Quelle: eigene Berechnung

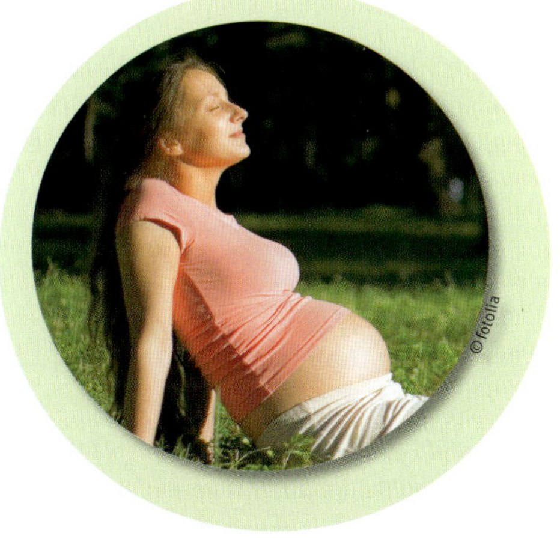

Sollten Sie zur Ernährungsumstellung noch Fragen haben, empfehle ich Ihnen eine qualifizierte, ausführliche Ernährungsberatung bei Ihrem/Ihrer Diabetesberater/-in oder Diätassistenten/-in mit Erstellen eines individuellen Ernährungsplanes.

10.6 Insulintherapie

Sollten sich Ihre Blutzuckerwerte durch Ernährungsumstellung und körperliche Aktivität innerhalb von zwei Wochen nicht normalisieren, ist eine Insulintherapie dann erforderlich, wenn mehrere Zielwerte innerhalb einer Woche überschritten wurden. Sind die Werte grenzwertig, sollte der Bauchumfang des Kindes mittels Ultraschall bestimmt und in die Entscheidung für eine Insulintherapie einbezogen werden.
Insulin ist ein Hormon, das aus vielen Eiweißbausteinen zusammengesetzt ist. Dem Insulin, das mittels Injektion dem Körper von außen zugeführt wird, sind lediglich Konservierungs- und Desinfektionsstoffe zugesetzt.

Nicht alle industriell hergestellten Insulinarten sind während der Schwangerschaft indiziert. Ihr Diabetesteam wird Sie hierzu ausführlich beraten. Insulin kann aufgrund seiner Molekülgröße nicht über den Mutterkuchen in den kindlichen Kreislauf gelangen.

Sollte bei Ihnen eine Insulintherapie erforderlich werden, ist diesbezüglich eine gesonderte Schulung durch Ihr Diabetesteam erforderlich. In der Schulung erhalten Sie alle Informationen, die Sie für eine erfolgreiche Insulintherapie benötigen. Im Kapitel C des vorliegenden Buches können Sie nachlesen, welche Besonderheiten im Umgang mit Insulin zu berücksichtigen sind.

10.7 Tablettentherapie bei Schwangerschaftsdiabetes

Tabletten zur Behandlung des Diabetes mellitus (= orale Antidiabetika) können in unterschiedlichem Maße über den Mutterkuchen auf das Kind übergehen und wirken sich auch auf die Mutter aus.
Da die Frage nach den genauen Auswirkungen der vielen verschiedenen Präparate noch nicht endgültig geklärt ist, sind derzeit sämtliche orale Antidiabetika in der Schwangerschaft und Stillzeit kontraindiziert.

11.0 Gewicht und Gewichtzunahme während der Schwangerschaft

Eine zu *hohe Gewichtszunahme* während der Schwangerschaft stellt einen zusätzlichen Risikofaktor für die gesunde Entwicklung ihres Kindes dar. Sie führt außerdem dazu, daß Ihr Insulin an den Körperzellen nicht mehr gut wirken kann und dadurch der Zucker nicht mehr optimal verwertet werden kann. Zusätzlich kommt es gehäuft zu Geburtskomplikationen und zur Entstehung von Bluthochdruck.

Aber auch eine zu *geringe Gewichtszunahme* birgt Risiken für die gesunde Entwicklung Ihres Kindes. Durch eine zu geringe Energiezufuhr über die Nahrung besteht die Gefahr der Unterversorgung Ihres Kindes.

Die wünschenswerte Gewichtszunahme in der Schwangerschaft ist individuell und abhängig vom Ausgangsgewicht vor der Schwangerschaft (siehe BMI – Tabelle Seite 53).

Empfehlenswerte Gewichtzunahme in Abhängigkeit des BMI vor der Schwangerschaft	
Ausgangspunkt: BMI vor der Schwangerschaft	*Wünschenswerte Gewichtzunahme während der Schwangerschaft*
unter 19,8	*12,5 – 18,0 kg*
19,8 bis 26,0	*11,5 – 16,0 kg*
über 26,0	*7,0 – 11,5 kg*

Quelle: AID DGE, Schwangerschaft und Stillzeit: Empfehlungen für die Ernährung von Mutter und Kind, Köln, 2002

Optimalerweise sollten übergewichtige Frauen rund 8 kg, Normalgewichtige rund 10 kg und untergewichtige Frauen rund 15 kg an Gewicht während der Schwangerschaft zunehmen.

Eine Gewichtszunahme von beispielsweise 12 kg verteilt sich etwa auf			
Kind:	*28 Prozent*	=	*3360 g*
Gewebswasser:	*19 Prozent*	=	*2280 g*
Fett:	*15 Prozent*	=	*1800 g*
Blut:	*13 Prozent*	=	*1560 g*
Fruchtwasser:	*8 Prozent*	=	*960 g*
Gebärmutter:	*8 Prozent*	=	*960 g*
Plazenta:	*5 Prozent*	=	*600 g*
Brust:	*4 Prozent*	=	*480 g*

Quelle: AID DGE, Schwangerschaft und Stillzeit: Empfehlungen für die Ernährung von Mutter und Kind, Köln, 2002

12.0 Überwachung während der Schwangerschaft und nach der Geburt

Damit Sie während der Schwangerschaft optimal und lückenlos versorgt werden, kümmern sich verschiedene Berufsgruppen um Ihr Wohlergehen und insbesondere um die Gesundheit Ihres Kindes.
Mit dem Ziel einer normalen Geburt ohne Komplikationen am Geburtstermin streben alle Beteiligten gemeinsam mit Ihnen eine bestmögliche Behandlung an.

Wichtig ist, daß dabei alle eng zusammenarbeiten und Informationen über den Behandlungsverlauf gegenseitig mitgeteilt werden. Zum einen wird dadurch die Qualität der Behandlung sichergestellt, zum anderen werden Doppeluntersuchungen vermieden. *Hierbei spielen auch Sie eine wichtige Rolle!*

Welche Aufgaben dabei Ihre betreuenden Fachärztinnen/-ärzte, Berater/-innen und Hebammen haben, möchte ich Ihnen nachfolgend erläutern.

12.1 Betreuung durch die/den Frauenärztin/-arzt

Ihrer/Ihrem behandelnden Frauenärztin/-arzt kommt in Ihrer Betreuung eine besondere Bedeutung zu. In den Mutterschaftsrichtlinien ist eine generelle Blutzuckertestung aller Schwangeren auf Schwangerschaftsdiabetes nicht vorgesehen und somit für die/den Frauenärztin/-arzt nicht verbindlich. Trotzdem tragen Frauenärztinnen/-ärzte die Verantwortung dafür, daß der Schwangerschaftsdiabetes überhaupt erkannt wird und eine entsprechende Behandlung stattfinden kann.

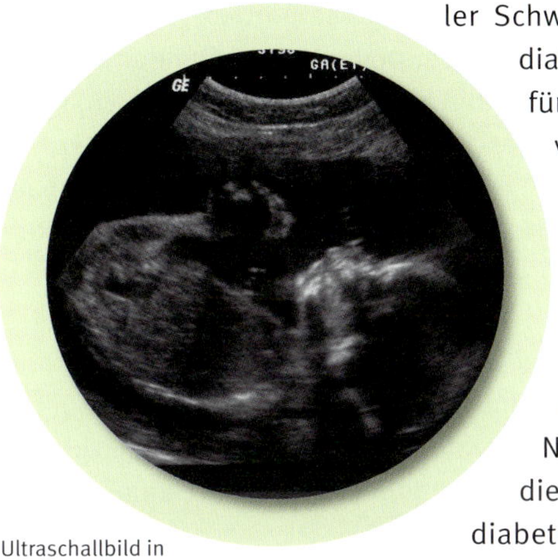

Ultraschallbild in der 23. Schwangerschaftswoche

Nachdem Ihre/Ihr Frauenärztin/-arzt die Diagnose des Schwangerschaftsdiabetes gestellt hat, sollte umgehend die Vorstellung in einer Diabetes-Schwerpunkteinrichtung erfolgen, wo Sie durch das Diabeteteam eine entsprechende Schulung erhalten. Der Umfang der weiteren Überwachung bei Ihrer/Ihrem Frauenärztin/-arzt richtet sich danach, ob Sie Ihren Schwangerschaftsdiabetes mit einer Ernährungsumstellung und körperlicher Aktivität therapieren oder ob Sie Insulin spritzen.

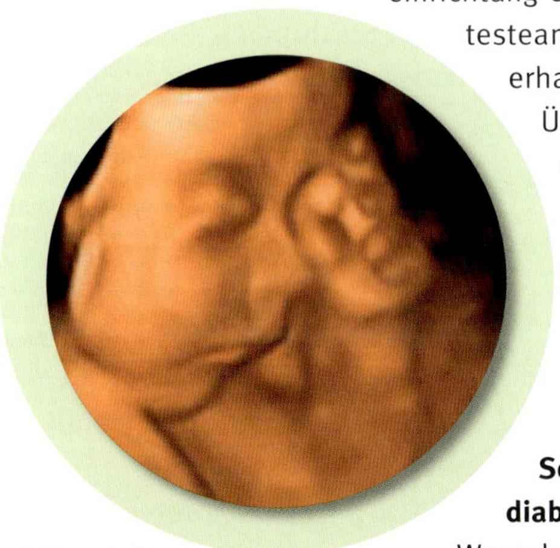

3-D-Ultraschall in der 26. Schwangerschaftswoche

Schwangere mit Schwangerschaftsdiabetes ohne Insulintherapie:

Wenn keine zusätzlichen Komplikationen vorliegen, entspricht die Mutterschaftsvorsorge den üblichen Mutterschaftsrichtlinien. Hierbei führt die/der Frauenärztin/-arzt alle Untersuchungen durch, die im Mutterpaß vorgesehen sind – ebenso, wie bei Schwangeren ohne

Schwangerschaftsdiabetes – (Schwangere *mit* Insulintherapie müssen sich häufiger bei Ihrer/Ihrem Frauenärztin/-arzt vorstellen).
Ab der 24. Schwangerschaftswoche sollten alle vier Wochen Ultraschalluntersuchungen durchgeführt werden, um das Wachstum des Kindes zu beurteilen und Fehlbildungen auszuschließen. Vor der Entbindung sollte mittels Ultraschall das Gewicht des Kindes geschätzt werden. Sinnvoll ist außerdem die Beurteilung der Fruchtwassermenge bei der Ultraschalluntersuchung, da dies Hinweise auf den Blutzucker Ihres Kindes geben kann.

Wegen des erhöhten Risikos von Schwangerschaftserkrankungen bei Müttern mit Schwangerschaftsdiabetes sollten Sie und Ihre/Ihr Frauenärztin/-arzt auf deren frühe Anzeichen achten (z. B. Harnwegsinfektionen, Vaginalinfektionen, Bluthochdruck).

12.2 Betreuung durch die Hebamme

Hebammen leisten einen unverzichtbaren Beitrag in der Geburtsmedizin. Ihr Aufgabenbereich ist vielseitig und verantwortungsvoll. Hebammen beraten, begleiten und bieten Hilfestellung während der Schwangerschaft, der Geburt, des Wochenbettes, der Kinderpflege und der Stillzeit.

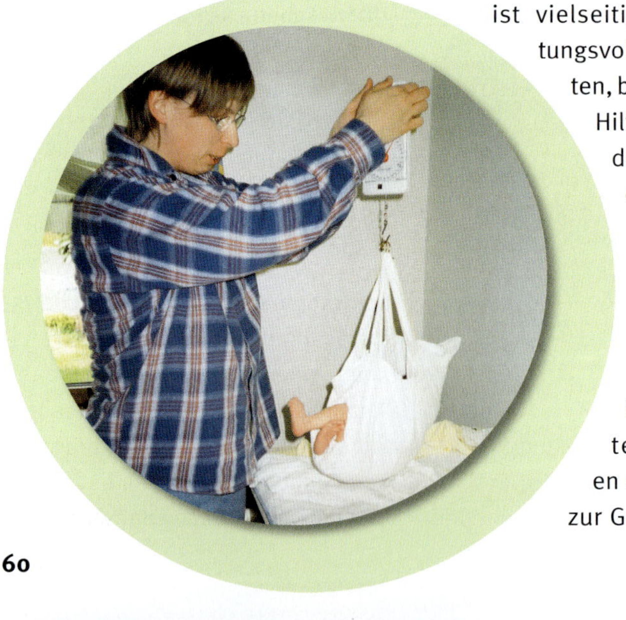

Sie führen Vorsorgeuntersuchungen im Rahmen der Mutterschaftsrichtlinien durch, halten Kurse zur Geburtsvorbereitung

ab und beraten Sie zur vorgeburtlichen Diagnostik. Auch bei der Wahl von Ort und Art der Geburt sind Hebammen beratend tätig. Sie sind sowohl geburtshilflich als auch psychologisch tätig und haben somit eine zentrale Rolle bei der umfassenden Betreuung von Mutter und Kind.
Wichtig ist, daß Ihre Hebamme darüber informiert ist, daß Sie einen Schwangerschaftsdiabetes haben und wie dieser behandelt wird.

Eine Hausgeburt ist bei Vorliegen eines Schwangerschaftsdiabetes nicht empfehlenswert! Denn auch wenn Ihr Blutzucker gut eingestellt und Ihr Kind normal entwickelt ist, können unter und nach der Geburt unvorhergesehene Komplikationen auftreten, die eine ärztliche Hilfe erfordern.
Juristisch ist festgelegt, daß bei Auftreten von Komplikationen die Erstkompetenz der freiberuflich tätigen Hebamme sofort endet und zum Arzt übergeht.

12.3 Betreuung durch die Diabetes-Schwerpunkteinrichtung

Wichtig ist, daß Sie unmittelbar nach Diagnosestellung des Schwangerschaftsdiabetes Ihr Diabetesteam aufsuchen, damit eine Behandlung möglichst früh begonnen werden kann.

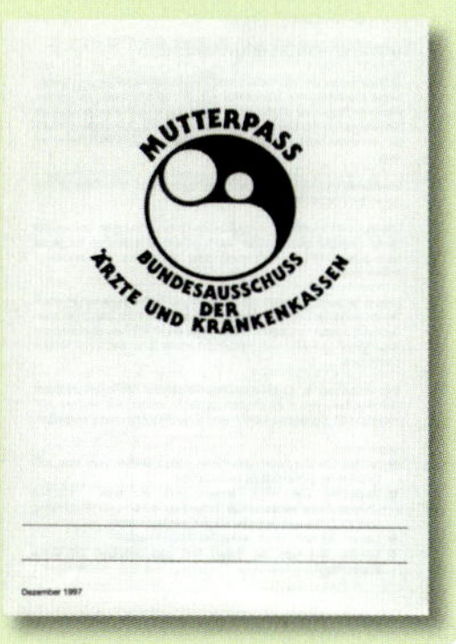

Nehmen Sie zum Erstgespräch Ihren Mutterpaß sowie die Ergebnisse des Blutzucker-Belastungstestes Ihrer/Ihres Frauenärztin/-arztes mit zum Diabetesarzt.
Auch zu den folgenden Beratungsgesprächen bei Ihrem Diabetesteam sollten Sie den Mutterpaß mitbringen, damit die/der Diabetesärztin/-arzt über die Untersuchungsergebnisse der/des Frauenärztin/-arztes informiert wird.
Ihr Diabetesteam wird Sie ausführlich über die Ursachen und Besonderheiten des

Schwangerschaftsdiabetes beraten und Ihnen die notwendigen Schritte zur guten Blutzuckereinstellung – in Ruhe und individuell angepaßt – erläutern.

Sie erhalten ein Blutzuckermeßgerät und erlernen die selbständige Blutzuckerselbstmessung sowie die Dokumentation der gemessenen Werte im Blutzuckertagebuch. In regelmäßigen Abständen – mindestens alle zwei Wochen – sollten Sie sich bei Ihrem Diabetesteam vorstellen, damit Ihre Blutzucker-Tagesprofile besprochen werden können.
Bringen Sie bitte zu jedem Gesprächstermin Ihr Blutzuckertagebuch mit!

Wichtig ist, daß die Fülle an Informationen, die Sie durch Ihre/Ihren Diabetesärztin/-arzt und Ihren/Ihre Diabetesberater/-in erhalten, keine Überforderung für Sie darstellen. Teilen Sie der/dem Ärztin/Arzt oder dem/der Diabetesberater/-in mit, wenn Sie augenblicklich nicht in der Lage sind, die vielen Informationen aufzunehmen. Vereinbaren Sie in diesem Fall lieber einen weiteren Termin zur Beratung!
Lesen Sie sich diesen Ratgeber zu Hause in Ruhe durch. Er enthält die wichtigsten Informationen und Empfehlungen. Er dient Ihnen als Wiederholung bzw. Ergänzung zur Schulung bei Ihrer/Ihrem Diabetesärztin/-arzt bzw. Ihrem/Ihrer Diabetesberater/-in. Ihr Diabetesteam wird regelmäßig Ihren HbA_{1c}-Wert bestimmen. Auch die Fructosamin-Bestimmung wird durch Ihre/Ihren Diabetesärztin/-arzt– wenn nötig– veranlaßt.
Ob bei Ihnen die Untersuchung auf Ketonkörper im Urin notwendig ist, wird Ihr Diabetesteam mit Ihnen besprechen.
(Erläuterungen zu HbA_{1c}, Fructosamin und Keton Seite 28 - 29)

12.4 Betreuung durch die/den Kinderärztin/-arzt

Es ist wichtig, daß Ihr Kind direkt nach der Entbindung optimal versorgt und überwacht wird.
Auch bei Neugeborenen von Müttern mit Schwangerschaftsdiabetes, die keine Insulintherapie durchführen, kann in den

ersten Lebensstunden eine Unterzuckerung oder eine andere Störung auftreten. Deshalb ist es auch bei Ihrer Entbindung wichtig, daß ein Neonatologe (= Kinderarzt für Neugeborene) innerhalb von 24 Stunden nach der Geburt Ihr Kind untersucht.
Neugeborene von Müttern mit Schwangerschaftsdiabetes – *auch ohne Insulintherapie!* – können Stoffwechselstörungen haben, ohne daß sie äußerliche Auffälligkeiten zeigen. Deshalb ist es wichtig, daß der Stoffwechsel des Kindes in den ersten Lebensstunden regelmäßig überwacht wird.
Die entsprechende Arbeitsgemeinschaft der wissenschaftlichen, medizinischen Fachgesellschaften hat hierzu Leitlinien („Empfehlungen zu Diagnostik und Therapie des Gestationsdiabetes") herausgegeben.
Hiernach sollen bei den Neugeborenen Blutzuckermessungen 1, 3, 6 und 12 Stunden nach der Entbindung durchgeführt werden!

Die Messungen sollen vor dem Füttern erfolgen und sollen mit qualitätsgesicherten Methoden (keine handelsüblichen „Kleingeräte") durchgeführt werden.
Die/der Kinderärztin/-arzt wird Ihnen mitteilen, ob Ihr Kind vorsichtshalber auf einer besonderen Station überwacht werden sollte, oder ob es bei Ihnen bleiben kann.
Die Leitlinien der Fachgesellschaften dienen als Orientierungshilfe und werden in den einzelnen Krankenhäusern unterschiedlich umgesetzt.

Zur Vermeidung von Unterzuckerungen beim Neugeborenen (Blutzucker < 35 mg/dl = < 2,0 mmol/l) wird die Frühestfütterung in häufigen kleinen Portionen empfohlen. Unter Umständen kann die Fütterung einer Moltodextrin-Lösung (= langkettiger Mehrfachzucker) notwendig werden.
Wenn Sie Ihr Kind stillen wollen, ist darauf zu achten, daß die Fütterung dieser Lösung *nach dem Anlegen* des Neugeborenen erfolgt, um die Milchbildung zu fördern.

Kinder von Müttern mit Schwangerschaftsdiabetes haben ein erhöhtes Risiko, bereits in der Pubertät einen Diabetes mellitus zu entwickeln.

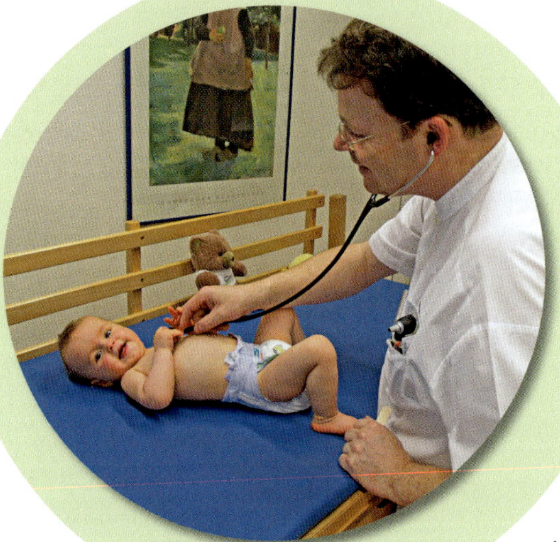

Deshalb ist es sinnvoll, daß im Kinderuntersuchungsheft Ihres Neugeborenen der Vermerk gemacht wird, daß Sie einen Schwangerschaftsdiabetes haben. Dadurch wird gewährleistet, daß auch die/der Kinderärztin/-arzt, die/der Ihr Kind nach Entlassung aus der Klinik betreuen wird, informiert wird.

Nun haben Sie die Aufgaben der Berufsgruppen kennengelernt, mit denen Sie in der Regel bei Vorliegen eines Gestationsdiabetes zu tun haben.

Sollte sich während der Schwangerschaft zeigen, daß bei Ihnen ein Diabetes mellitus Typ 1 oder Typ 2 besteht, so sind weiterführende Vorstellungen und Untersuchungen bei anderen Fachärztinnen/-ärzten (Augenheilkunde, Nephrologie = Fachgebiet für Nierenerkrankungen, Innere Medizin, Kardiologie = Fachgebiet für Herzerkrankungen) angezeigt.

Zur Vermeidung von Folgekomplikationen ist eine enge interdisziplinäre Betreuung von Schwangeren mit Gestationsdiabetes wünschenswert.

13.0 Die Entbindung

Alle Schwangeren mit Schwangerschaftsdiabetes sollten in einer Klinik mit besonderer Erfahrung in Sachen Diabetes entbinden.

Ratsam ist außerdem, daß eine/ein Kinderärztin/-arzt in der von Ihnen ausgewählten Klinik anwesend ist, die/der sich in der Betreuung von Neugeborenen auskennt, deren Mütter einen Schwangerschaftsdiabetes haben.
Der Fachbereich, in dem speziell die Neugeborenen betreut werden, heißt „Neonatologie" = Neugeborenenmedizin.
Erkundigen Sie sich frühzeitig, ob Ihre Entbindungsklinik diesen Anforderungen entspricht.
Sie selbst entscheiden, wo Sie Ihr Kind entbinden wollen!
Informieren Sie die Ärztinnen/Ärzte in der Klinik frühzeitig darüber, daß Sie einen Schwangerschaftsdiabetes haben und wie Sie therapiert sind. Nehmen Sie zum Vorgespräch Ihren Mutterpaß und Ihr Blutzuckertagebuch – wenn möglich auch einen Bericht Ihrer/Ihres Diabetesärztin/-arztes – mit.
Wenn Ihr Blutzucker gut eingestellt ist und Ihr Kind normal entwickelt ist, steht einer normalen Geburt am Entbindungstermin nichts im Wege!

Das alleinige Vorliegen eines Schwangerschaftsdiabetes rechtfertigt keinen Kaiserschnitt!
Dieser kann jedoch – wie bei Schwangeren ohne Schwangerschaftsdiabetes – aus anderen Gründen als dem gestörten Zuckerstoffwechsel erforderlich werden.

Die schönste Belohnung für Ihr diszipliniertes Verhalten während der Schwangerschaft steht kurz bevor: die Geburt Ihres Kindes!
Doch auch während der Entbindung sollte Ihr Blutzucker kontrolliert werden, insbesondere dann, wenn Sie im Schwangerschaftsverlauf Insulin gespritzt haben. Hierbei ist es ratsam,

die Messungen mit Ihrem eigenen Meßgerät durchzuführen, da es Schwankungen zu den Klinikgeräten geben kann.
Wenn möglich, sollten Sie den werdenden Vater oder eine andere Person, die Sie bei der Geburt begleiten wird, frühzeitig in die Blutzuckermessung mit Ihrem Meßgerät einweisen. Es kann niemand voraussehen, wie lange sich die Geburt hinziehen wird. Vielleicht sind Sie zu erschöpft, um die Messungen selbst durchzuführen.

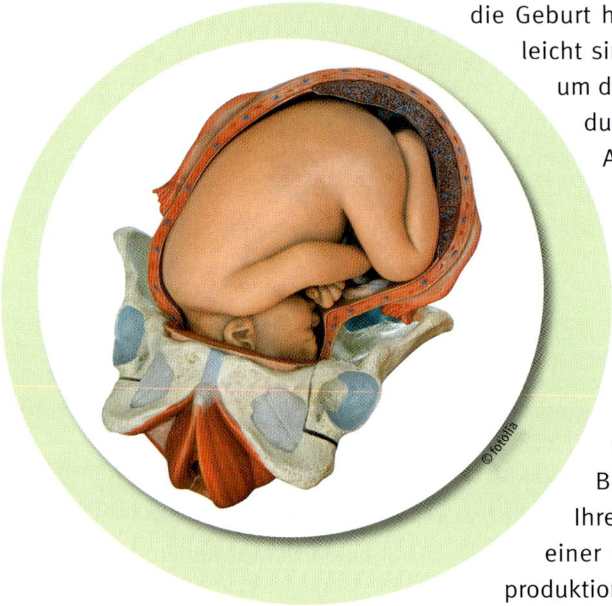

Auch und gerade in den letzten Stunden der Schwangerschaft ist es wichtig, daß nicht vermehrt Zucker über die Plazenta zum Kind gelangt. Wie bereits beschrieben, würde die Bauchspeicheldrüse Ihres Kindes darauf mit einer vermehrten Insulinproduktion reagieren. Nach der Abnabelung würde seine Bauchspeicheldrüse einige Zeit brauchen, um die Insulinproduktion auf die dann benötigte Menge zu reduzieren. In diesem Fall käme es schnell zu einer Unterzuckerung beim Kind, da in seinem Blutkreislauf ein Überangebot an Insulin herrschen würde.

Denken Sie also bitte daran, die erforderlichen Utensilien mit in die Entbindungsklinik zu nehmen. Vielleicht schreiben Sie sich einen Merkzettel, den Sie an die Kliniktasche heften, die Sie ja bereits einige Wochen vor dem Entbindungstermin gepackt haben. Mitzunehmen sind Ihr Blutzuckermeßgerät, ausreichend Teststreifen, Stechhilfe, Lanzetten zur Blutentnahme, Ihr Blutzuckertagebuch.

14.0 Blutzuckerüberwachung bei der Mutter nach der Entbindung

In der Regel normalisiert sich der Blutzucker von Müttern mit Schwangerschaftsdiabetes unmittelbar nach der Geburt des Kindes wieder. *Der Schwangerschaftsdiabetes bildet sich zurück!*

Allerdings haben Sie ein erhöhtes Risiko, im späteren Leben einen Diabetes mellitus Typ 2 zu entwickeln. Deshalb ist es wichtig, daß Sie auch nach der Schwangerschaft regelmäßig Ihre Blutzuckerwerte kontrollieren lassen.
Es ist sinnvoll, bereits am zweiten Tag nach Entbindung eine Blutzuckerkontrolle durchzuführen und zwar morgens nüchtern und nach dem Frühstück.

Bereits sechs bis zwölf Wochen nach der Entbindung sollte ein 75g-Zucker-Belastungstest über zwei Stunden durchgeführt werden. Auch wenn Sie Ihr Kind stillen, sollte der Zuckerbelastungstest durchgeführt werden! Wenn die gemessenen Werte im Normalbereich liegen, sind Wiederholungsuntersuchungen mindestens alle zwei Jahre empfehlenswert.

Bereits nach einem Jahr ist der Belastungstest empfehlenswert, wenn

- in der Schwangerschaft hohe Nüchternblutzuckerwerte vorlagen,
- der Schwangerschaftsdiabetes mit Insulin behandelt wurde,
- die Diagnose des Schwangerschaftsdiabetes im ersten Schwangerschaftsdrittel gestellt wurde,
- sie einen BMI von > 30 kg/m² haben,
- eine Glucosetoleranzstörung im ersten Test nach der Geburt bestand.

Die Ergebnisse des 75 g-Glukose-Toleranztestes nach der Entbindung werden wie folgt bewertet		
Meßzeitpunkt	**Blutzucker im kapillären Vollblut (Fingerbeere)**	**Bewertung**
Nüchtern	*‹ 90 mg/dl (‹ 5,0 mmol/l)*	*normal*
	90 – 109 mg/dl (5,0 – 5,9 mmol/l)	*gestörte Nüchternglukose*
	≥ 110 mg/dl (≥ 6,0 mmol/l)	*Diabetes mellitus*
Nach 2 Stunden	*‹ 140 mg/dl (‹ 7,9 mmol/l*	*normal*
	140 – 199 mg/dl (7,9 – 11,0 mmol/l)	*gestörte Glukosetoleranz*
	≥ 200 mg/dl (≥ 11,1 mmol/l)	*Diabetes mellitus*

Quelle: www.uni-duesseldorf.de

Sie haben ein erhöhtes Risiko, in einer Folgeschwangerschaft erneut einen Schwangerschaftsdiabetes zu bekommen. Wenden Sie sich deshalb bitte frühzeitig an Ihre/Ihren Diabetesärztin/-arzt, wenn Sie eine weitere Schwangerschaft planen. *Lassen Sie dort Ihren Blutzucker kontrollieren.*

15.0 Empfehlung für übergewichtige Frauen nach der Geburt und Stillzeit

Richtiges, dauerhaftes Abnehmen geschieht nicht von heute auf morgen! Es kommt nicht darauf an, daß Sie sich kurzfristig auf ein vermeintliches Idealmaß „herunterhungern“. Beginnen Sie mit einer langsamen, aber konsequenten Gewichtsabnahme (etwa ein bis zwei Kilogramm Körpergewicht pro Monat).
Sie reduzieren dadurch erheblich Ihr Risiko, später dauerhaft einen Diabetes mellitus Typ 2 zu entwickeln!

Auch anderen Erkrankungen wie Bluthochdruck, Fettstoffwechselstörungen oder Gelenkbeschwerden beugen Sie durch eine dauerhafte Normalisierung Ihres Körpergewichtes vor.

Nehmen Sie bei der Gewichtsreduktion eine fachkundige Beratung in Anspruch, und lernen Sie, auf gesunde Weise abzunehmen. Von radikalen Diäten ist grundsätzlich abzuraten!

Sollten Sie bislang geraucht haben, ist spätestens jetzt der richtige Zeitpunkt, damit aufzuhören!

Kinder sind nicht nur freundliche Lichtstrahlen des Himmels und Gottesgrüße, sondern auch ernste Fragen aus der Ewigkeit und schwere Aufgaben für die Zukunft.

(Friedrich Schleiermacher)

16.0 Empfehlungen für die Ernährung Ihres Kindes

Die Ernährungserziehung ist ein wesentlicher Bestandteil der Gesundheitserziehung. Dies gilt sowohl für Säuglinge, Kleinkinder und Schulkinder als auch für Jugendliche und Erwachsene.
Das Ernährungsverhalten wird vor allem in den ersten Lebensjahren wesentlich in und von der Familie geprägt. Mit zunehmendem Alter wirken Kindergärten, Kindertagesstätten, Schulen sowie die Vorbilder Gleichaltriger zusätzlich auf das Ernährungsverhalten Ihres Kindes ein.

Aber auch andere Faktoren sind bei der Ernährungserziehung von Bedeutung:

- genetische Veranlagung zum „Dick- oder Dünnwerden“,
- individueller Energiebedarf des Kindes,
- Eßkultur des Herkunftslandes,
- Tischsitten,
- Kosten der Lebensmittel,
- Werbung über verschiedene Medien,
- Berufstätigkeit der Eltern und der damit verbundene Zeitaufwand für die Zubereitung von Mahlzeiten sowie der Wegfall gemeinsamer Essenszeiten.

Es ist also weder zeitgemäß noch von Vorteil, feste Essenspläne zu konzipieren, die Tag für Tag eingehalten werden müssen. Wichtig ist vielmehr, daß Sie einen Rahmen schaffen, innerhalb dessen eine ausgewogene Ernährung Ihres Kindes je nach Ihren individuellen familiären Gegebenheiten umgesetzt werden kann.
Die nachfolgenden Empfehlungen sollen Sie hierbei unterstützen und Ihnen helfen, die richtige Lebensmittelauswahl zur Deckung des individuellen Energiebedarfes Ihres Kindes zu treffen. Die Anregungen bieten Ihnen einen Orientierungsrah-

men auf der Basis wissenschaftlicher Erkenntnisse und sollen Sie gerade zum jetzigen, sehr frühen Zeitpunkt – nämlich bereits während der Schwangerschaft – dafür sensibilisieren und motivieren, Ihrem Kind *von Anfang an* eine ausgewogene, natürliche Ernährung zukommen zu lassen.

Ob und wie Sie die Empfehlungen umsetzen wollen, bleibt selbstverständlich Ihnen überlassen.

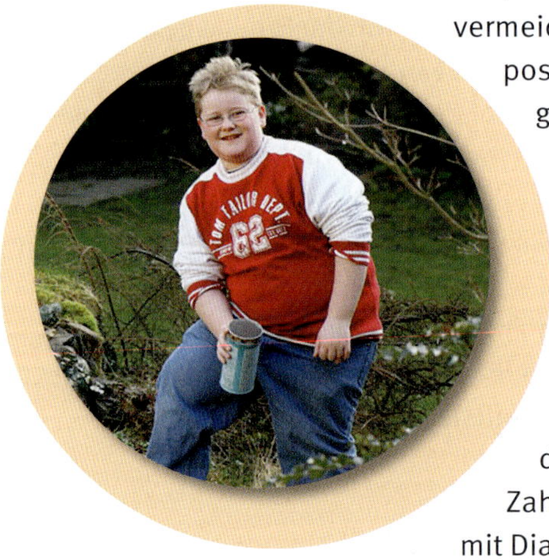

Ziel ist es, eine frühzeitige „Überfütterung" zu vermeiden, damit Übergewicht und Adipositas (= Fettsucht) bei Ihrem Kind gar nicht erst entstehen. Etwa jedes 6. Kind in Deutschland ist bereits übergewichtig. Bei sieben bis acht Prozent aller Kinder und Jugendlichen liegt ein extremes Übergewicht bzw. eine Adipositas vor. Die rasche Zunahme von Übergewicht und Adipositas ist die Hauptursache für die steigende Zahl von Kindern und Jugendlichen mit Diabetes mellitus Typ 2.

Mit der frühzeitigen Vermeidung von Übergewicht bei Ihrem Kind tragen Sie entscheidend dazu bei, frühestmöglich ***Diabetesvorsorge*** zu betreiben und Ihr Kind auch vor Risiken für andere gesundheitliche Störungen zu schützen. Übergewicht sowie Adipositas bekommen ihren Krankheitswert durch die Vielzahl von Folgeerkrankungen, die erhebliche Auswirkungen auf die Sterblichkeit der Bevölkerung haben wie beispielsweise Bluthochdruck und in der Folge Herzinfarkt und Schlaganfall. Ferner werden Gallenerkrankungen sowie bestimmte Krebsarten mit Adipositas assoziiert.

Weitere gesundheitliche Folgen von Übergewicht können sein: Fehlstellungen der Wirbelsäule, der Beine und der Füße, erhöhte Blutfette und damit verbunden Herz-Kreislauf-Erkrankungen.

Weil wir in einer Zeit leben, in der superschlanke Models uns von Plakatwänden anstrahlen und Hochglanzmagazine figurbetonte Kleidung präsentieren, kann Übergewicht bei Kindern und Jugendlichen neben den gesundheitlichen auch fatale seelische Folgen haben. Dicke Kinder werden häufig gehänselt, gedemütigt oder sogar ausgeschlossen. Sie ziehen sich dann meist mit Minderwertigkeits- und Angstgefühlen zurück, sind traurig und suchen Trost im Essen und Naschen – ein teuflischer Kreislauf kann entstehen.

Da sich dieses Buch in erster Linie mit dem Thema „Schwangerschaftsdiabetes" beschäftigt, habe ich das Wichtigste zum Thema „Ernährung Ihres Kindes" nachfolgend nur in wenigen Punkten für Sie zusammengefaßt. Die Empfehlungen gelten für gesunde, normal entwickelte Kinder.
Im Anhang finden Sie eine Auflistung von fachgerechter, wissenschaftlich fundierter Literatur, die Sie sachlich und umfassend zum Thema Ernährung bei Säuglingen, Kindern und Jugendlichen informiert.

16.1 Ernährung von Säuglingen

Muttermilch ist die beste Nahrung für Ihr Kind. Die Weltgesundheitsorganisation (WHO) empfiehlt offiziell und weltweit, über sechs Monate ausschließlich zu stillen.

- In den ersten sechs Lebensmonaten benötigt Ihr Kind keine andere Nahrung als Muttermilch oder eine industriell hergestellte Fertigmilch auf der Basis von Kuhmilch, welche der Muttermilch am ähnlichsten ist.
- Von Natur aus unterscheidet sich Muttermilch von Kuhmilch (stellt die Basis dar zur Herstellung von Fertigmilchen) in ihrer Zusammensetzung: Kuhmilch enthält mehr Eiweiß und Mineralstoffe, jedoch weniger Fett und Kohlenhydrate als Muttermilch.
- Muttermilch ist die natürlichste und beste Ernährung für Säuglinge. Die Schadstoffgehalte in der Muttermilch sind in den letzten Jahren drastisch gesunken, so daß Sie un-

bedenklich so lange stillen können, wie Sie und Ihr Kind es wollen. Eine Reihe von Biostoffverordnungen, Arbeitsschutzgesetzen etc. regeln Schadstoffbelastungen in Ihrer täglichen Umgebung. Sollten Sie dennoch unsicher sein, ob Sie in mit Schadstoffen belasteten Räumen (z. B. Holzschutzmittel) wohnen, sie an Ihrem Arbeitsplatz Schadstoffen wie Lösemitteln oder Pestiziden ausgesetzt sind, oder wenn Sie in der Nähe von Müllverbrennungsanlagen oder Chemiefabriken wohnen, können Sie eine Muttermilchuntersuchung durchführen lassen. Adressen hierzu können Sie bei Verbraucherzentralen erfragen.

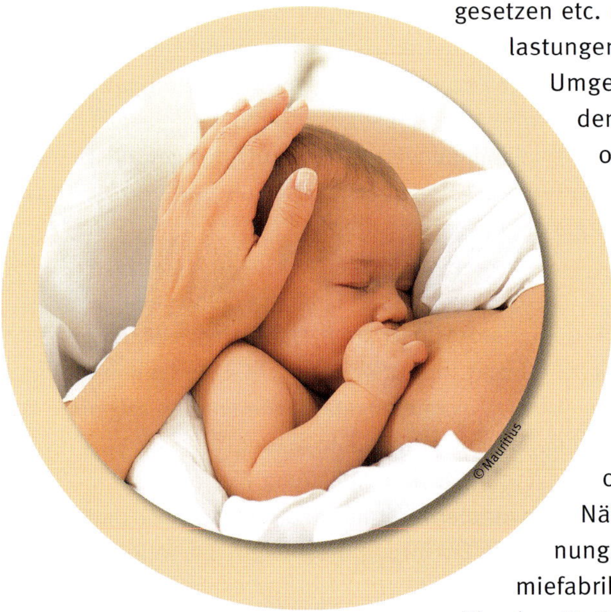

- Beikost sollte Ihr Kind nicht vor Beginn des 5. Lebensmonates erhalten. Je eher ein Säugling Beikost erhält, desto größer ist die Gefahr, daß er an Allergien erkrankt.
- Fertigmilch mit der Silbe „Pre“ (= Säuglingsanfangsnahrung) enthält nur Milchzucker (Laktose) und ist der Muttermilch am ähnlichsten. Sie sollte in den ersten sechs Lebensmonaten gegeben und kann bis zum ersten Geburtstag des Kindes getrunken werden.
- Fertigmilch mit der Ziffer „1“ (= Säuglingsanfangsnahrung) ist teilweise an die Muttermilch angepaßt. Sie enthält neben Milchzucker auch Stärke. Hierbei sollten Sie feste Essenszeiten einhalten und darauf achten, daß kein anderer Zucker (d. h. Saccharose, Glukose, Glukosesirup, Fructose, Maltodextrin etc.) zugesetzt ist.

- Fertigmilch mit der Ziffer „2“ und „3“ wird als Folgemilch bezeichnet und ist der Muttermilch wenig angepaßt. Sie hat mehr Kalorien, Eiweiß und enthält zusätzlich zum Milchzucker und der Stärke noch andere Kohlenhydrate oder Zucker. Sie ist nicht empfehlenswert, da der zusätzliche Zucker eine frühe Gewöhnung an den süßen Geschmack fördert, und es leicht zur Überfütterung kommen kann. Sie sollte nicht in den ersten 4 Lebensmonaten gegeben werden.

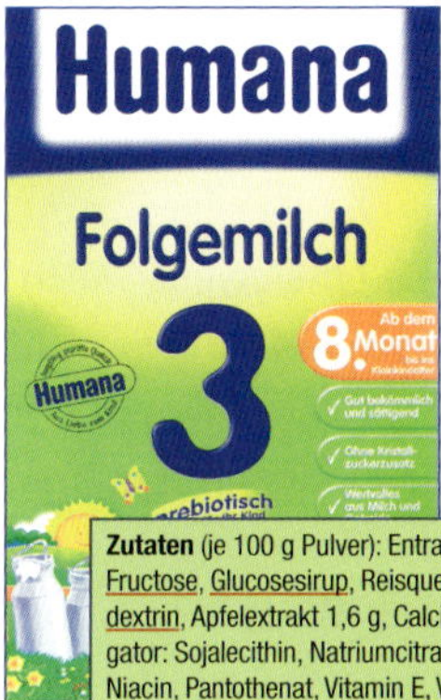

Zutaten (je 100 g Pulver): Entrahmte Milch, pflanzliche Öle, Quellstärke, Fructose, Glucosesirup, Reisquellmehl, Galacto-Oligosaccharidsirup, Maltodextrin, Apfelextrakt 1,6 g, Calciumorthophosphat, Calciumcarbonat, Emulgator: Sojalecithin, Natriumcitrat, Kaliumcitrat, Vitaminmischung (Vitamin C, Niacin, Pantothenat, Vitamin E, Vitamin A, Vitamin B1, Vitamin B6, Folsäure, Vitamin B2,Vitamin K, Vitamin D3, Biotin, Vitamin B12), Magnesiumcarbonat, Eisendiphosphat, Zinkoxid, Kupfersulfat, Mangansulfat, Kaliumjodat.

- Fertige HA (hypoallergen) Nahrung kann allergiegefährdeten Säuglingen gegeben werden. Bei der Herstellung von HA-Nahrung aus Kuhmilch wird das Eiweiß der Kuhmilch aufgespalten, so daß es kaum mehr allergieauslösend wirkt. Bei Nachweis einer Allergie beim Säugling dürfen HA-Produkte nicht mehr gegeben werden.
- Bei „hochgradig hydrolysierter Fertignahrung“ ist das Eiweiß der Kuhmilch noch stärker aufgespalten als bei HA-Nahrung. Sie eignet sich für Kinder, bei denen eine Allergie gegen Kuhmilch nachgewiesen ist.
- Die Selbstherstellung von Säuglingsmilch sowie die Verwendung von Reis-, Mandel-, Soja- oder Frischkornmilch ist *nicht* empfehlenswert. Diese können zur Unterversorgung des Säuglings führen, überfordern das unausgereifte Verdauungssystem und erhöhen deutlich das Risiko, an Allergien zu erkranken.
- Spezialnahrungen auf Sojabasis enthalten keine Bestandteile von Kuhmilch, eignen sich jedoch nicht zur Vorbeugung von Allergien, da Soja ein fast ebenso starkes Allergen ist wie Kuhmilch.
- Folgende glutenhaltige Getreidesorten sollten zur Vorbeugung gegen eine Zöliakie (Getreideeiweiß-Überempfindlichkeit) möglichst spät – auf keinen Fall vor dem 6. Lebens-

monat – an Säuglinge verfüttert werden: Weizen, Roggen, Gerste, Hafer, Dinkel, Grünkern.

- Frühestens ab dem 5. Lebensmonat und spätestens ab dem 7. Lebensmonat sollten Sie mit der Beikost beginnen. Ersetzen Sie eine Milchmahlzeit durch einen Brei, z. B. einen Gemüse-Kartoffel-Fleisch-Brei.
- Im darauffolgenden Monat ersetzen Sie eine zweite Milchmahlzeit durch einen weiteren Brei, z. B. einen Vollmilch-Getreide-Brei.
- Einen Monat später geben Sie Ihrem Kind einen dritten Brei, z. B. einen milchfreien Getreide-Obst-Brei.
- Die restlichen Mahlzeiten geben Sie als Muttermilch oder Fertigmilch (Säuglingsanfangsnahrung) nach Bedarf.
- Im 1. Lebensjahr ist die Gewöhnung an den Geschmack *weniger, ausgewählter* Lebensmittel völlig ausreichend und sinnvoll.
- Führen Sie neue Lebensmittel einzeln und langsam in die Kost Ihres Kindes ein und lassen Sie ihm Zeit. So können Sie Unverträglichkeiten leichter erkennen.

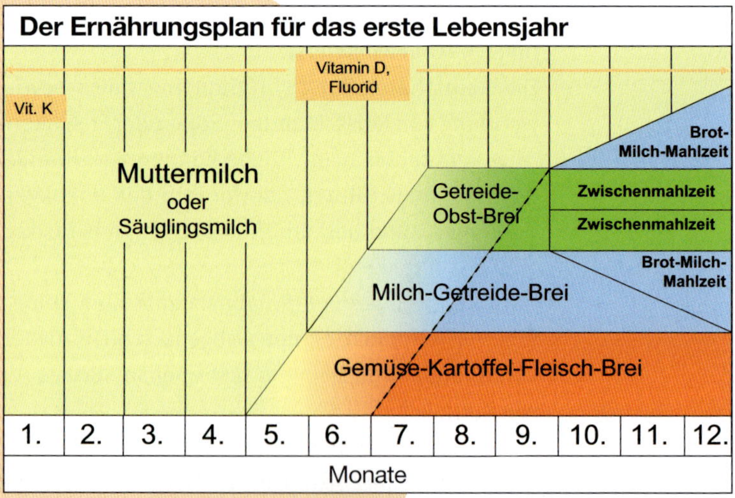

Quelle: FKE, AID, DGE: Empfehlungen für die Ernährung von Säuglingen, Köln, 2003

- Verzichten Sie in der ersten Zeit darauf, die Breie für Ihr Kind zu salzen, zu süßen oder zu würzen. So lernt Ihr Kind von Anfang an den Eigengeschmack der Lebensmittel kennen, seine Nieren werden nicht unnötig belastet und unnötige Allergene werden vermieden.
- Wenn Sie die Breie selbst zubereiten möchten, sollten Sie pro Mahlzeit ca. 1-2 Teelöffel gut verdauliche Fette mit einem hohen Anteil an ungesättigten Fettsäuren (z.B. Sonnenblumen- oder Keimöle) zufügen.
- Selbst zubereitete Breie können Sie in größeren Mengen vorkochen, pürieren, portionieren und einfrieren. Wichtig ist dabei, die Breie schnell abkühlen zu lassen und zügig einzufrieren. Lassen Sie die Breie portionsweise schonend im Kühlschrank auftauen und frieren Sie Aufgetautes nicht wieder ein.
- Nimmt Ihr Kind zu Beginn des Zufütterns den Brei nicht vom Löffel, reichen Sie ihm die Mahlzeit auf dem Finger und lassen ihn ablecken. Auch das Verflüssigen und anschließendes Füttern mit der Flasche ist eine Möglichkeit.
- Bedenken Sie, daß Lebensmittel wie Schokolade, Nüsse, Eier, Kuhmilch, Soja, Fisch, Zitrusfrüchte, Sellerie, Tomaten und glutenhaltige Getreidesorten - im ersten Lebensjahr gegeben - eine allergene Wirkung haben können.
- Etwa ab dem 10. Lebensmonat kann die Säuglingsernährung allmählich in die übliche Familienernährung übergehen. Aus den drei bis vier jeweils etwa gleich großen Milch- und Breimahlzeiten werden nun drei Haupt- und zwei Zwischenmahlzeiten.

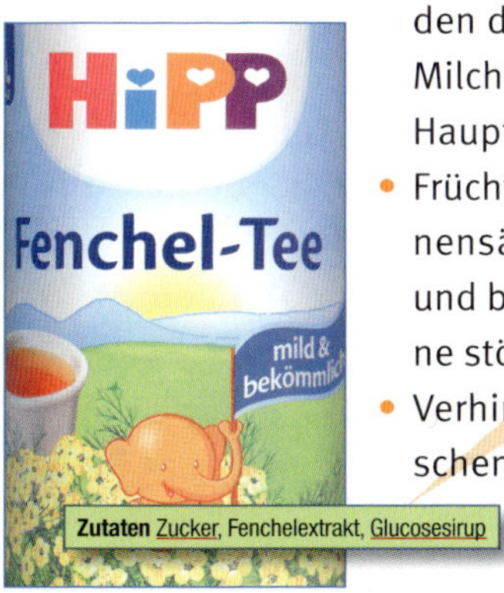

- Früchte- und Eistees enthalten häufig Zitronensäure, die den Zahnschmelz schädigt und bereits den ersten Durchbruch der Zähne stören kann.
- Verhindern Sie das Dauernuckeln an Flaschen und gewöhnen Sie Ihr Kind frühzeitig über eine Trinklerntasse an einen Becher.

- Wenn Sie Fertigmilchbrei – der eigentlich überflüssig ist – trotzdem verwenden wollen, beschränken Sie sich bitte bis Ende des 1. Lebensjahres auf Produkte, die als Einsatzzeitpunkt „ab dem 6. Lebensmonat“ (nicht später) angeben.
- Rohmilch (sog. Vorzugsmilch) muß für Babys im ersten Lebensjahr abgekocht werden, da sie fürs Baby gefährliche Bakterien (= Listerien) enthalten kann. Babys sollte auch kein Rohmilch-Weichkäse (z.B. Limburger, Romadur, Camembert) gegeben werden.
- Kuhmilch pur im ersten Lebensjahr ist ungeeignet, da diese wegen ihres hohen Eiweiß- und Mineralstoffgehaltes die Nieren des Kindes belasten kann.
- Quark und Joghurt sollten deshalb erst ab dem 10. Lebensmonat gegeben werden. Auch Tofu sollte erst ab dem 10. Monat gegeben werden.
- Unerhitztes Obst vertragen Kinder erst nach dem 5. Lebensmonat, Gemüserohkost ab etwa zehn Monaten.
- Rohes Getreide sowie Buchweizen, Quinoa und Amaranth vertragen Kinder aufgrund der darin enthaltenen Gerbstoffe erst ab dem 2. Lebensjahr.
- Honig sollten Kinder im 1. Lebensjahr nicht erhalten, da er für Babys gefährliche Botulismuserreger enthalten kann.
- Geben Sie Ihrem Kleinkind kein rohes Hackfleisch (z.B. Tartar, Schweinemett), keine Rohwursterzeugnisse (z.B. Salami, Mettwurst), kein teilgegartes Fleisch (z.B. Roastbeef).
- Eier sowie Geflügel sollte Ihr Kleinkind grundsätzlich nur durchgegart verzehren.
- Pistazien können mit Schimmelpilzgiften belastet sein und können deshalb sowohl für Kleinkinder als auch für Erwachsene hochgiftig sein.
- Achten Sie bei verpackten Produkten auf Mindesthaltbarkeitsdaten und Vorschriften zur Kühllagerung.

16.2 Babygerechte Vollwertkost / Naturkost

- Bereits für Kinder im ersten Lebensjahr gilt: *Vollwertkost ist Naturkost aus ökologischer Landwirtschaft!* Sie enthält in einem ausgewogenen Verhältnis alle lebenswichtigen Nährstoffe, Vitamine und Mineralstoffe und ist frei von künstlichen Zusatz-, Konservierungs- und Aromastoffen, welche frühzeitig Gesundheitsstörungen wie z. B. allergische Reaktionen auslösen können. Süßungsmittel, Salz und Fette werden sparsam eingesetzt.

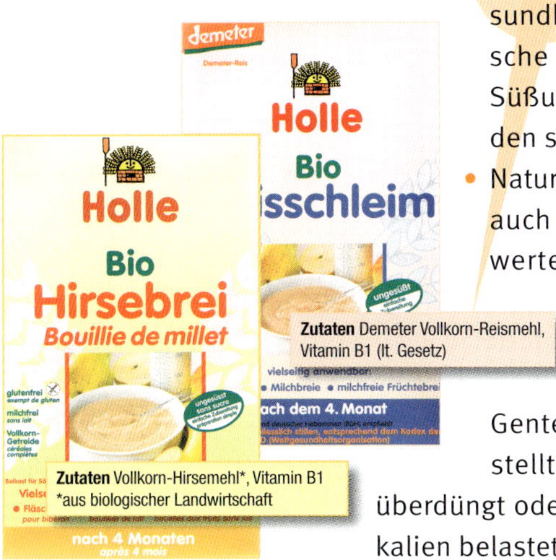

- Naturkost ist sowohl beim Anbau als auch beim Verkauf keiner nennenswerten Schadstoffbelastung ausgesetzt, da Biolebensmittel ökologisch erzeugt werden. Hierbei ist der Einsatz von Gentechnik verboten und sichergestellt, daß die Lebensmittel nicht überdüngt oder mit Agrar- oder Umweltchemikalien belastet sind.
- Nutzen Sie die naturgegebenen wertvollen Eigenschaften der Bioerzeugnisse, welche weder raffiniert, poliert, geschält oder übermäßig erhitzt werden.
- In der ökologischen Landwirtschaft dürfen bei der Produktion tierischer Produkte keine Hormone und Antibiotika eingesetzt werden.
- Allerdings sind auch entsprechend etikettierte, konventionell hergestellte Lebensmittel solchen Lebensmittelkontrollen unterworfen, welche eine Unbedenklichkeit für die Gesundheit sichern.
- Achten Sie bei allen Lebensmitteln – auch bei Bioerzeugnissen – auf die richtige Lagerung und die Haltbarkeit der Erzeugnisse, da auch kontrollierte Lebensmittel und Getreide z. B. mit Schimmelpilzen belastet sein können.

16.3 Ausgewogene Ernährung nach dem ersten Lebensjahr

- Jedes Kind hat einen individuellen Energiebedarf. Die Mengen der benötigten Lebensmittel können von Kind zu Kind stark schwanken.

- Schwankungen im Nahrungsverzehr Ihres Kindes von Tag zu Tag sind normal!
- Ihr Kind hat – sofern es gesund ist – ein von Natur aus ausgewogenes Hunger- und Sättigungsgefühl. Es bestimmt selbst, wie viel es essen muß und legt meist die richtigen Mengen der Lebensmittel fest.
- Sorgen Sie für eine gleichmäßige Zufuhr von verschiedenen Nährstoffen. Bewährt haben sich drei Haupt- und zwei Zwischenmahlzeiten.
- Bieten Sie von Anfang an reichlich pflanzliche Lebensmittel und kalorienarme bzw. kalorienfreie Getränke an.
- *Mäßigen* Sie den Verzehr von tierischen Lebensmitteln.
- Gehen Sie *sparsam* mit fettreichen und zuckerhaltigen Lebensmitteln um.
- Verzichten Sie weitestgehend auf industriell verarbeitete Lebensmittel (= Fertigprodukte). Diese enthalten häufig viel Fett, Zucker, Konservierungsstoffe und künstliche Aromen.
- Bereiten Sie die Mahlzeiten möglichst selbst zu. Dabei können Sie selbst bestimmen, *was* Sie *wie* und in *welcher Menge* verarbeiten.

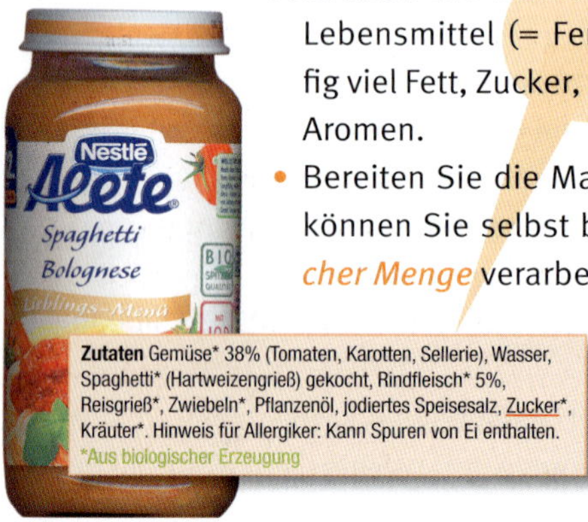

- Salzen Sie Speisen für Sie und Ihr Kind möglichst sparsam.
- Reichen Sie Ihrem Kind zu jeder Mahlzeit etwas zu trinken und bieten Sie auch zwischendurch etwas zu trinken an. Verwenden Sie möglichst energiefreie Getränke – am besten Wasser. Soll es dennoch ein Fruchtsaftgetränk sein, mischen Sie den Saft mit Wasser im Verhältnis 1:3. Verzichten Sie auf fertige Saftmischungen oder Schorlen.
- Milch ist kein Getränk, sondern ein nährstoffreiches Lebensmittel.
- Koffeinhaltige Getränke sind für Kinder nicht geeignet (z. B. Kaffee, Cola, einige Eistees).
- Bieten Sie Ihrem Kind zum Knabbern Obst und Gemüse in

Form von Rohkost als „Finger-Food“ an: frische Möhrenstifte, Paprikastücke, Kohlrabistücke, Tomaten, Gurken.

- Verwenden Sie Obst und Gemüse möglichst frisch ohne Lagerung über mehrere Tage. Alternativ können Sie Tiefkühlprodukte ohne Zusätze (wie z. B. Zucker oder Sahne) verwenden. Diese sind im Nährstoffgehalt weitgehend vergleichbar mit frischen Produkten.

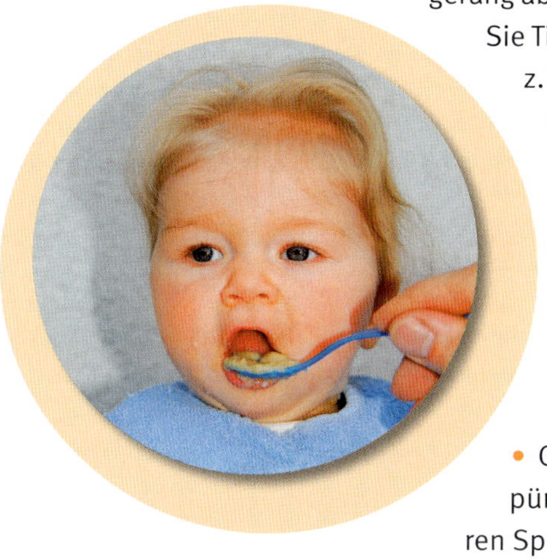

- Nutzen Sie die große Geschmackvielfalt von Gemüse und Obst und bieten Sie Ihrem Kind öfter die unterschiedlichsten Sorten an.
- Gemüse kann fein geraspelt oder püriert in Suppen, Soßen oder anderen Speisen „versteckt“ werden.
- Obst können Sie zerkleinert unter Salate oder Süßspeisen mischen, mit Naturjoghurt einen Fruchtjoghurt oder mit Milch ein Milchmixgetränk selbst herstellen.
- Zur frühen Gewöhnung an einen weniger süßen Geschmack können Sie gekaufte Fruchtjoghurts im Verhältnis 1 : 1 mit Naturjoghurt mischen.
- Süßwaren in Maßen (1 Mal täglich und nicht unmittelbar vor dem Essen) sind in der Kinderernährung erlaubt (mit anschließendem Zähneputzen).
- Die meisten „Süßigkeiten“ sind „Fettigkeiten“! Sie enthalten also neben viel Zucker häufig auch viel Fett und somit viele Kalorien.
- Süßstoffe sind zwar energiefrei, können jedoch – wie Zucker – die Gewöhnung an den süßen Geschmack fördern.
- Süßungsmittel wie Honig, Fruchtdicksäfte oder Sirupe sind im Vergleich zu Zucker von Nachteil, weil sie wegen ihrer Klebrigkeit die Entwicklung von Zahnkaries eher fördern.
- Der gelegentliche Verzehr von „Fast-food“ - Gerichten (Hamburger, Big Mac, Currywurst) ist erlaubt und sollte durch ge-

eignete Lebensmittel wie Salate oder Milchshakes mit Obst ausgeglichen werden.

- Eine lacto-ovo-vegetabile Ernährung (ohne Fleisch, jedoch mit Milch und Eiern) für Kinder ist möglich, wenn Sie viele eisenreiche Vollkornprodukte und eisenreiches Gemüse in Verbindung mit Vitamin C (frisches Obst, frische Salate) anbieten.
- Eine vegane Kostform (ohne Fleisch, Milch und Eier) kann bei Kindern zu gesundheitlichen Störungen führen! Hiervon ist daher abzuraten.

16.4 Werbestrategien der Babykost- bzw. Lebensmittelindustrie

- Zucker taucht auf Zutatenlisten häufig unter anderen Namen auf wie: Saccharose (= Haushaltszucker / Kristallzucker), Fructose (= Fruchtzucker), Glukose / Dextrose (= Traubenzucker), Lactose (= Milchzucker), Maltose (= Malzzucker), Maltodextrin (= Malzzuckerverbindung) oder Glukosesirup.

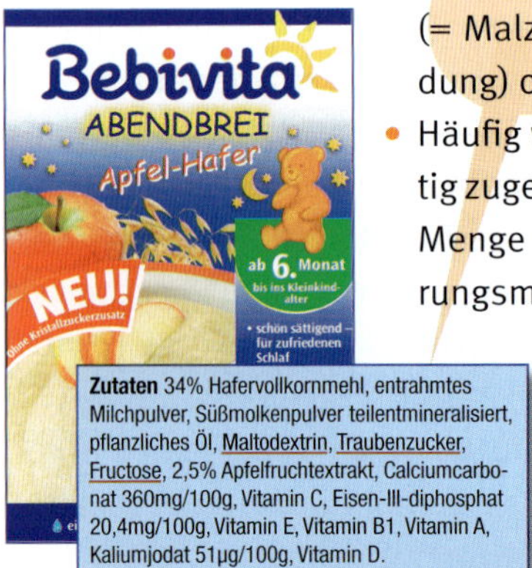
Bebivita
ABENDBREI
Apfel-Hafer
NEU!
Ohne Kristallzuckerzusatz
ab 6. Monat
bis ins Kleinkind-alter
• schön sättigend – für zufriedenen Schlaf
Zutaten 34% Hafervollkornmehl, entrahmtes Milchpulver, Süßmolkenpulver teilentmineralisiert, pflanzliches Öl, Maltodextrin, Traubenzucker, Fructose, 2,5% Apfelfruchtextrakt, Calciumcarbonat 360mg/100g, Vitamin C, Eisen-III-diphosphat 20,4mg/100g, Vitamin E, Vitamin B1, Vitamin A, Kaliumjodat 51µg/100g, Vitamin D.

- Häufig werden verschiedene Zuckerarten gleichzeitig zugesetzt, die einzeln betrachtet zwar in geringer Menge vorkommen, insgesamt gesehen dem Nahrungsmittel jedoch sehr viel Süßungsmittel beigemischt ist.
- Der Hinweis „kristallzuckerfrei“ bedeutet nicht, daß das Produkt keine Zuckerart enthält! Hier werden häufig andere Zuckerarten zugesetzt.
- Die Babykostindustrie macht Milliardenumsätze damit, ein möglichst frühes Zufüttern sowie die Gabe teurer Kleinkindmilchnahrungen bis weit nach dem 1. Lebensjahr zu propagieren. Informieren Sie sich bewußt bei unabhängigen Ernährungsberater/-innen, Hebammen, Ärzten und fachgerechter Literatur. Anregungen hierzu finden Sie im Anhang dieser Broschüre!
- Das Säuglingsnahrungs-Werbegesetz verbietet seit 1994 allen Krankenhäusern, Werbung für Säuglingsnahrung oder Folgenahrung zu betreiben, die auch darauf gerichtet ist,

Sie vom Stillen Ihres Kindes abzuhalten. Trotzdem erfolgen hier vielseitige Werbeangriffe der Industrie: bei Geburtsvorbereitungs- und Säuglingspflegekursen, in Elternzeitschriften, auf Wochenstationen durch Verteilen von Breiproben, Instanttees, Werbegeschenken für Anfangsnahrung sowie Gratisproben, die per Postkarte zu bestellen sind.

- Lassen Sie sich durch Werbesprüche wie „das sichere Gefühl, das Richtige zu tun" nicht einreden, daß Sie Ihrem Kind nur dann Gutes tun, wenn Sie es mit Instantmilchbrei oder Gläserkost versorgen. Vertrauen Sie auf Ihr gutes Gewissen, wenn Sie stillen bzw. die Mahlzeiten selbst zubereiten!

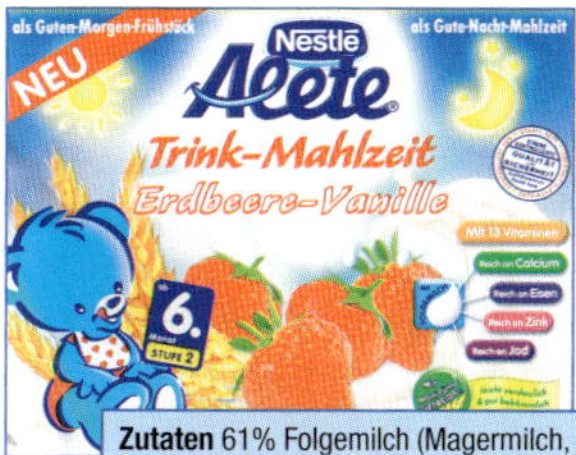

Zutaten 61% Folgemilch (Magermilch, pflanzliche Öle, Vitaminmischung (Vit. C, Niacin, Vit. E, Pantothenat, Vit. B6, Vit. B1, Vit. A, Vit. B2, Folsäure, Vit. K, Biotin, Vit. D, Vit. B12), Eisenfumarat, Zinksulfat, Kaliumjodid), Wasser, Weizenmehl 5,9% (teilweise aufgeschlossen), Zucker, Stärke, Reisgrieß, Laktose, natürliche Aromen (Erdbeer, Vanille), Keksmehl (Weizenmehl, Zucker, Butter, Süßmolkenpulver, Bourbonvanillepulver, Meersalz), Calciumcarbonat. – glutenhaltig –

- Spezielle, industriell hergestellte sogenannte „Kinderlebensmittel" (z. B. Kleinkindermilch, Kinderfruchtjoghurts, Kindermilchriegel) sind völlig unnötig! Alles, was Ihr Kind braucht, ist in natürlichen Lebensmitteln enthalten.

16.5 Ernährungserziehung / Eßverhalten

- Nie wieder können Eltern auf das Eßverhalten ihrer Kinder so leicht Einfluß nehmen wie in den ersten beiden Lebensjahren!
- Neugeborene kommen mit einer Vorliebe für den süßen Geschmack zur Welt. Sie aber entscheiden darüber, ob Sie diese Vorliebe durch den frühen Kontakt mit gesüßten Lebensmitteln verstärken, oder ob Sie die Vorliebe für Süßes abschwächen, indem Sie Ihrem Kind von Anfang an ungesüßte Lebensmittel mit viel Eigengeschmack anbieten.
- *Sie entscheiden, was* Sie Ihrem Kind *wann* und *wie* anbieten. *Ihr Kind entscheidet, ob* und *wieviel* es davon essen möchte.
- Auch wie salzig etwas sein muß, um gut zu schmecken, ist erlernt.
- Säuglinge und Kleinkinder sind darauf angewiesen, sich an

dem zu orientieren, was ihnen vorgelebt wird und was sie als angenehm empfinden.

- Wenn Sie möchten, daß Ihr Kind überwiegend Vollkornbrot, Gemüse und Obst ißt, müssen Sie es selbst vorleben.
- Die vorübergehende Ablehnung von bestimmten Nahrungsmitteln ist für Kinder normal und kein Grund zur Sorge.
- Zwingen Sie Ihr Kind nicht, den Teller leer zu essen, und respektieren Sie sein natürliches Sättigungsgefühl. So beugen Sie einer Überernährung vor.
- Zeigen Sie Ihrem Kind Ihre Freude über sein gutes Eßverhalten. Wenn Sie es dafür loben, verstärken Sie den Lernprozeß.
- Sorgen Sie für eine ruhige, angenehme Atmosphäre bei Tisch. Die Essenszeit ist nicht die Zeit zum Austragen von Konflikten.
- Zwang und Streß beim Essen können dazu führen, daß Kinder das natürliche Maß für Essen und Trinken verlieren. Trotzreaktionen, Übergewicht sowie ein gestörtes Verhältnis zum Essen können die unerwünschten Folgen sein.
- Regelmäßige Mahlzeiten sind für Kinder wichtig.
- Essen Sie mit Ihrem Kind gemeinsam. Alleine essen macht auch Ihrem Kind keinen Spaß.
- Beteiligen Sie Ihr Kind an der Nahrungszubereitung. Was selbst gekocht wurde, schmeckt besser.
- Wenn Ihr Kind nicht frühstücken möchte, sollten Sie es bei einer Tasse Milch oder zuckerreduziertem Kakao belassen und ihm ein ausgewogenes Frühstück in die Frühstücksdose für Kindergarten oder Schule packen.
- Kinder haben – bezogen auf ihr Körpergewicht – einen höheren Wasserbedarf als Erwachsene. Kinder sollten – insbesondere während des Spielens – an Trinken erinnert werden.
- Lehnen Sie den Trinkwunsch Ihres Kindes nicht ab, damit es schneller „trocken“ oder „sauber“ wird oder mehr feste Kost zu sich nimmt.
- Sprechen Sie keine generellen Verbote aus. Gerade das Verbotene ist für Kinder interessant.

- Vereinbaren Sie mit Ihrem Kind eine Wochenration an Süßem, und überlassen Sie ihm die Wahl, ob es alles auf einmal aufißt oder sich die Nascherei einteilt.
- Konsumieren auch Sie Süßes nur sparsam, und seien Sie Vorbild.
- Benutzen Sie Essen oder Süßigkeiten nicht als Trostpflaster! Dadurch fördern Sie Übergewicht und nehmen Ihrem Kind die Möglichkeit, sich mit Problemen normal auseinanderzusetzen.
- Bewegung tut Ihrem Kind – und auch Ihnen – gut. Wer sich als Eltern wenig bewegt, kann körperliche Aktivität kaum von seinen Kindern erwarten.
- Ob Ihr Kind „dick" oder „dünn" wird, und welchen Körperbau es bekommt, ist zu einem großen Teil durch Vererbung vorgegeben. Doch durch die Veranlagung alleine ist Ihr Kind nicht zwangsläufig von Geburt an zum Dicksein verurteilt. Durch wenig Bewegung, zu viel Fernsehen, Mahlzeiten ohne Struktur und ein falsches Nahrungsangebot fördern Sie die Tendenz zum „Dickwerden" ganz sicher!

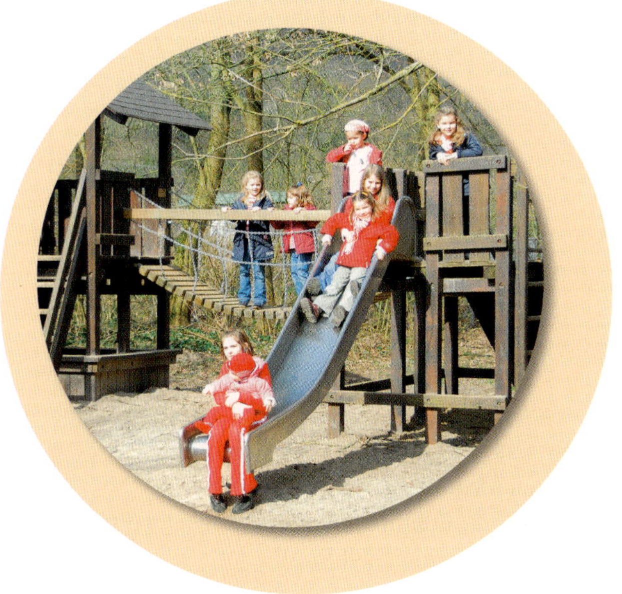

17.0 Einleitung

Jede Schwangerschaft – auch ohne Schwangerschaftsdiabetes – stellt aufgrund der Hormonumstellung eine erhebliche Belastung für den mütterlichen Stoffwechsel dar.

Häufig ist es möglich – so wie in Kapitel A dieses Buches beschrieben – durch Ernährungsumstellung und Steigerung der körperlichen Aktivität die blutzuckersenkende Wirkung des Insulins aus der Bauchspeicheldrüse zu unterstützen.

Manchmal reichen diese Mittel jedoch nicht aus, um den Blutzuckerspiegel in folgenden Normbereichen zu halten (gemessen im kapillären Vollblut = Blut aus der Fingerbeere).

nüchtern sowie vor den Mahlzeiten:	*60 bis 90 mg/dl (3,3 bis 5,0 mmol/l)*
eine Stunde nach Beginn der Mahlzeit:	*unter 140 mg/dl (unter 7,8 mmol/l)*
zwei Stunden nach Beginn der Mahlzeit:	*unter 120 mg/dl (unter 6,7 mmol/l)*

Den Mehrbedarf an Insulin kann die Bauchspeicheldrüse in diesen Fällen alleine nicht mehr ausgleichen, so daß Insulin von außen zugeführt werden muß. Hierbei ist es wichtig, daß ein Blutzuckerwert nüchtern sowie vor den Mahlzeiten von 60 mg/dl (3,3 mmol/l) *nicht unterschritten* wird, um eine Unterversorgung Ihres Kindes mit Zucker zu verhindern.

Die korrekte Durchführung einer Insulintherapie bedarf besonderer Kenntnisse, so daß Sie hierzu eine spezielle, individuelle Schulung durch Ihr Diabetesteam erhalten.
Damit Sie das dort Erlernte in Ruhe nachlesen können, habe ich im Folgenden die wichtigsten Informationen für Sie zusam-

mengefaßt. Vorab sollten Sie allerdings das Kapitel A dieses Buches gelesen und verstanden haben, damit Sie ein umfassendes und grundlegendes Hintergrundwissen zum Thema „Gestationsdiabetes“ erhalten.
Alle darin enthaltenen Informationen und Empfehlungen gelten auch für Schwangere mit Gestationsdiabetes und Insulintherapie – einschließlich der Empfehlungen zur Ernährungsumstellung.

18.0 Besonderheiten des Insulins

Um mögliche Risiken des Schwangerschaftsdiabetes zu vermeiden, ist es erforderlich, daß Ihr Organismus über eine ausreichende Menge an Insulin verfügt.
Durch eine *individuell angepaßte Insulintherapie* erhalten Sie die Insulinmengen, die Ihnen zur optimalen Zuckerverwertung fehlen.

Insulin, welches mittels Injektion dem Körper von außen zugeführt wird, ist aus Eiweißen zusammengesetzt – ähnlich dem körpereigenen Insulin, das in der Bauchspeicheldrüse gebildet wird.

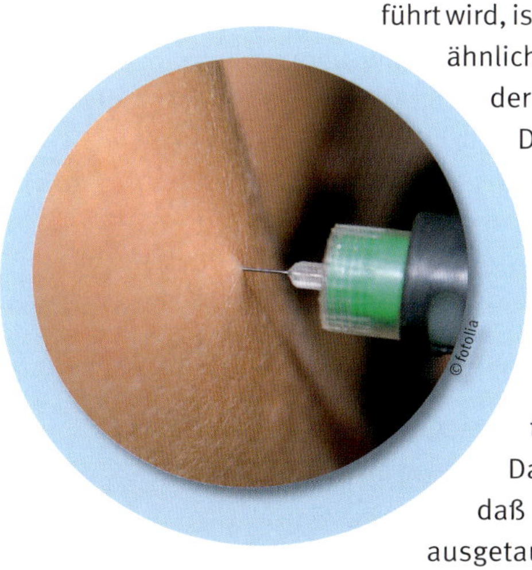

Das Hormon Insulin kann nicht über den Verdauungstrakt aufgenommen werden! Es steht also nicht als Tablette oder Kapsel zur Verfügung, weil der Magen mit seinem hohen Säuregehalt es verdauen würde. Deshalb ist eine Spritzentherapie erforderlich.
Da die Insulinmoleküle so groß sind, daß sie über den Mutterkuchen nicht ausgetauscht werden können, kann Insulin nicht in den Kreislauf Ihres Kindes gelangen.

Ihr Kind profitiert von einer Insulintherapie, indem Zuckerstoffe in Ihrem Körper wieder optimal verwertet werden und dadurch Ihr Blutzuckerspiegel in Grenzen gehalten wird.
Auf diese Weise gelangt nicht zuviel Zucker zu Ihrem Kind, sondern nur soviel, wie es zum gesunden Wachstum benötigt.

Insulinbedarf

Der Insulinbedarf (= Menge an Insulin, die benötigt wird, um Ihren Blutzucker im Normbereich zu halten) ist individuell und von Frau zu Frau sehr unterschiedlich.

In aller Regel steigt der Insulinbedarf im Laufe der Schwangerschaft bis etwa zur 36. Schwangerschaftswoche stetig an, bleibt dann häufig konstant oder fällt wieder geringfügig ab. Grund hierfür ist die ansteigende bzw. schwankende Produktion der Schwangerschaftshormone im Laufe der Schwangerschaft.

19.0 Insuline und ihre Wirkungsweisen

Es sind verschiedene Insuline mit unterschiedlichen Wirkungsweisen erhältlich. In der Schwangerschaft und Stillzeit können beispielsweise folgende Insuline eingesetzt werden:

Normalinsulin = Mahlzeiteninsulin = „Altinsulin“
= kurz wirksames Insulin
= klares Insulin

(z. B. Actrapid HM, Insuman Rapid, Huminsulin Normal, Berlinsulin H Normal oder Braun ratiopharm Rapid)

NPH = Verzögerungsinsulin
= mittellang wirksames Insulin
= trübes Insulin

(z. B. Protaphan HM, Insuman Basal, Huminsulin Basal, Berlinsulin H Basal oder Braun ratiopharm Basal)

Die Insuline unterscheiden sich durch ihre speziellen Wirkungsprofile			
Insulinart	**Wirkbeginn**	**Wirkhöhepunkt**	**Wirkdauer**
Normal-insulin	*15 bis 30 Minuten nach Insulingabe*	*etwa zwei Stunden nach Insulingabe*	*vier bis sechs Stunden*
NPH-Verzöge-rungs-insulin	*45 bis 60 Minuten nach Insulingabe*	*vier bis sechs Stunden nach Insulingabe*	*acht bis zwölf Stunden*

Wirkprofil Normalinsulin

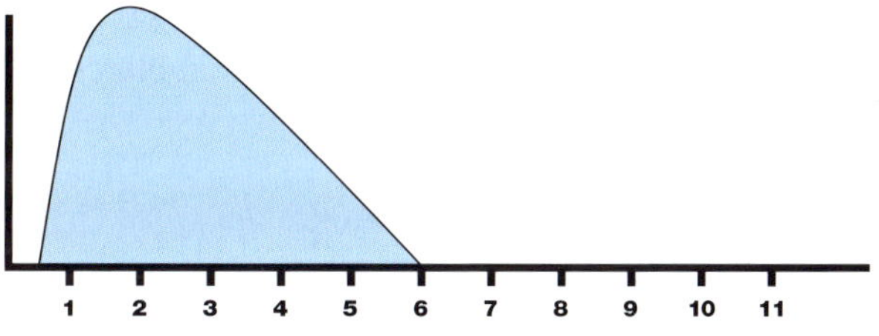

Wirkprofil NPH-Verzögerungsinsulin

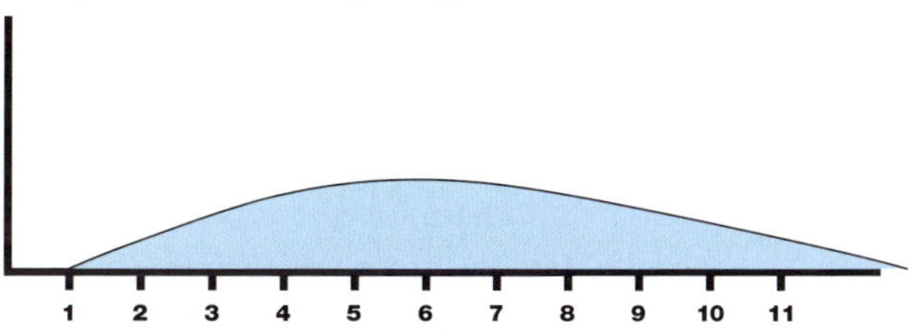

Der Wirkbeginn, der Wirkhöhepunkt sowie die Wirkdauer der Insuline können variieren und sind abhängig von verschiedenen Faktoren, wie z. B. der Insulinmenge, der Spritzstelle, der Tageszeit, der Zusammensetzung der Mahlzeiten u. a.

Welches Insulin bei Ihnen zum Einsatz kommt, wird Ihr behandelnder Arzt bestimmen und mit Ihnen besprechen.
Häufig ist die Gabe von nur einer Insulinart ausreichend. Manchmal ist eine Kombination beider Insulinarten (Normal- und NPH-Verzögerungsinsulin) erforderlich.

20.0 Möglichkeiten der Insulintherapie

Das Ziel einer Insulintherapie ist es, den Blutzucker im Verlauf des Tages im Normbereich zu halten bzw. ihn gar nicht erst über die Norm ansteigen zu lassen.

Dieses Ziel ist erreicht, wenn Ihre Werte in folgenden Zielbereichen liegen (gemessen im kapillären Vollblut = Blut aus der Fingerbeere):

nüchtern sowie vor den Mahlzeiten:	*60 bis 90 mg/dl (3,3 bis 5,0 mmol/l)*
eine Stunde nach Beginn der Mahlzeit:	*unter 140 mg/dl (unter 7,8 mmol/l)*
zwei Stunden nach Beginn der Mahlzeit:	*unter 120 mg/dl (unter 6,7 mmol/l)*

Es gibt kein allgemein verbindliches Insulintherapieschema!
Jede Insulintherapie wird individuell angepaßt und kann von Frau zu Frau unterschiedlich sein.
Die Häufigkeit der Insulininjektion ist abhängig davon, welche Insulinart Sie erhalten.

Der Einsatz von *NPH-Insulin* (= Verzögerungsinsulin = *trübes* Insulin) ist meist nur dann erforderlich, wenn die morgendlichen Nüchternwerte erhöht sind.

Verantwortlich hierfür ist eine vermehrte Freisetzung von Zukker aus der Leber (= Zuckerspeicher) in der Nacht sowie die Produktion von blutzuckererhöhenden Hormonen in den frühen Morgenstunden (z. B. Cortisol, Adrenalin).
In diesem Fall wird NPH-Insulin mahlzeitenunabhängig vor dem Zubettgehen („an der Bettkante“) gespritzt.
Durch die verzögerte Wirkung dieses Insulins sind Sie bis in die frühen Morgenstunden ausreichend mit Insulin versorgt.
Bei Schwangerschaftsdiabetes ist die Gabe von NPH-Insulin über Tag nur selten sinnvoll.

Wenn Ihre Blutzuckerwerte über Tag erhöht sind, ist das Spritzen eines *Normalinsulins* (= Mahlzeiteninsulin = *klares* Insulin) vor den Mahlzeiten erforderlich.
Grund für erhöhte Blutzuckerwerte über Tag – meist ein bis zwei Stunden nach den Mahlzeiten – ist die nicht ausreichend schnelle Insulinfreisetzung aus der Bauchspeicheldrüse zu den Mahlzeiten.
Durch die kurze Wirkung dieses Insulins wird der relativ kurze Blutzuckeranstieg durch die Mahlzeiten abgedeckt.
Ihr Diabetesarzt wird für Ihre individuellen Mahlzeiten entsprechend angepaßte Insulinmengen festlegen.

Die Insulindosis richtet sich nach der Menge der Kohlenhydrate, die Sie zu sich nehmen, und dem dadurch zu erwartenden Blutzuckeranstieg!

Es besteht die Möglichkeit, daß Sie pro Mahlzeit eine bestimmte, „starre“ Menge an Insulin spritzen. Eine andere Möglichkeit ist das Spritzen einer „individuellen Insulindosis“, die Sie selbst durch genaue Berechnung der gewünschten Kohlenhydratmenge ermitteln.
Ob Sie zur Durchführung Ihrer Insulintherapie die Kohlenhydrate berechnen sollten oder nicht, wird Ihr Diabetesteam ausführlich mit Ihnen besprechen.

Generell sollte zwischen der Injektion des Mahlzeiteninsulins und dem Beginn der nachfolgenden Mahlzeit eine gewisse Zeit abgewartet werden (*= Spritz-Eß-Abstand*).

Der Spritz-Eß-Abstand dient dazu, dem gespritzten Insulin einen „Vorsprung" in seiner Wirkung zu geben, bevor es zum Blutzuckeranstieg durch die nachfolgende Mahlzeit kommt. Der Spritz-Eß-Abstand ist individuell verschieden und ist abhängig vom Ausgangswert des Blutzuckers sowie von der Tageszeit. Durch eine Verkürzung oder Verlängerung des Spritz-Eß-Abstandes kann die Höhe des Blutzuckeranstieges durch eine Mahlzeit beeinflußt werden.

20.1 Insulintherapie ohne Berechnung der Kohlenhydrate

Wenn Sie einen geregelten Tagesablauf haben ohne große Schwankungen in der Menge an Kohlenhydraten pro Mahlzeit, ist diese Therapie für Sie sinnvoll. Eine genaue Berechnung der Kohlenhydrateinheiten ist hierbei nicht notwendig.

Ihr/Ihre Diabetesberater/-in bespricht mit Ihnen Ihre Ernährungsgewohnheiten und die Verteilung der Kohlenhydrate über den Tag. In Absprache mit Ihrer/Ihrem Diabetesärztin/-arzt wird sie/er dann eine bestimmte Insulindosis für Ihr Frühstück, Ihr Mittag- und Abendessen festlegen (z. B. sechs Einheiten Normalinsulin zum Frühstück, vier Einheiten zum Mittagessen, fünf Einheiten zum Abendessen). Kleine Zwischenmahlzeiten (etwa bis 12 Gramm Kohlenhydrate) sind i. d. R. mit abgedeckt!

In vielen Fällen kommen Schwangere mit Schwangerschaftsdiabetes und Insulintherapie mit dieser Therapie aus und benötigen keine Kohlenhydratberechnung.

20.2 Intensivierte Insulintherapie mit Berechnung der Kohlenhydrate

Wenn Sie Ihren Tagesablauf und die Menge an Kohlenhydraten pro Mahlzeit flexibel gestalten möchten, ist diese Therapie für Sie sinnvoll.

Mahlzeiteninsulin:
Hierbei berechnen Sie die Kohlenhydratmenge, die Sie zu sich nehmen möchten, und errechnen daraus selbst die Insulindosis. Auch die Höhe des vorher gemessenen Blutzuckerwertes spielt eine Rolle.
Für die Berechnung der Insulinmenge pro Mahlzeit benötigen Sie folgende Angaben:

1. *1 BE (= Broteinheit) = 12 g Kohlenhydrate*
2. *BE-Faktor = Insulinmenge pro BE (= IE pro BE)*
   (wird vom Ihrer Ärztin/Ihrem Arzt festgelegt)

Ihr/Ihre Diabetesberater/-in bespricht mit Ihnen Ihre Ernährungsgewohnheiten und die Verteilung der Kohlenhydrate über den Tag. Sie erhalten eine „BE-Austauschtabelle", mit deren Hilfe Sie Lebensmittel, die jeweils 1 BE enthalten, gegeneinander austauschen können.

In Absprache mit Ihrer/Ihrem Diabetesärztin/-arzt wird sie/er dann eine bestimmte Insulindosis pro BE (= BE-Faktor) für Ihr Frühstück, Ihr Mittag- und Abendessen festlegen (z. B. Faktor 2 zum Frühstück, Faktor 1 zum Mittagessen, Faktor 1,5 zum Abendessen). Diesen Faktor multiplizieren Sie mit der Anzahl der BE.

Der Insulinbedarf pro BE ist von Mensch zu Mensch verschieden und kann zu den verschiedenen Tageszeiten variieren. Für die BE-Berechnung ergibt sich folgende Berechnungsformel:

Anzahl der BE x BE-Faktor = I.E. Normalinsulin

(I.E. = internationale Einheiten)

Beispiel:
Ausgehend von einem BE-Faktor von 2 zum Frühstück müßte man für ein Frühstück mit 4 BE eine Insulindosis von 8 I.E. Normalinsulin spritzen. (= 4 BE x 2 = 8 I.E. Normalinsulin)

Korrekturinsulin:
Die Gabe eines Korrekturinsulins findet auch Anwendung in der *Insulintherapie ohne Berechnung der Kohlenhydrate*.

Das vor der Mahlzeit gegebene, kurz wirksame Normalinsulin erfüllt neben dem „Abdecken der BE“ noch eine andere Aufgabe. Es dient zur Korrektur erhöhter Blutzuckerwerte in den Zielbereich hinein. Die Blutzuckerzielbereiche während der Schwangerschaft sind Ihnen ja bereits bekannt!
Blutzuckerkorrekturen mit Normalinsulin sollten jeweils nur zu den Hauptmahlzeiten und vorsichtig vor dem Zubettgehen erfolgen, denn die blutzuckersenkende Wirkung hält mehrere Stunden an. Es empfiehlt sich daher, zwischen zwei Blutzuckerkorrekturen mit Normalinsulin einen Abstand von vier bis fünf Stunden einzuhalten zur Vermeidung einer Unterzuckerung.
In der Regel sollte Ihr Blutzucker ca. eine- bis vier Stunden nach einer Hauptmahlzeit im Zielbereich sein. Ist er zu hoch, so muß zusätzlich zur berechneten Insulinmenge vor der nächsten Hauptmahlzeit eine Korrekturdosis gespritzt werden. Ihre Ärztin/Ihr Arzt legt fest, ab welchem Blutzuckerwert (= Zielwert) eine Korrektur erforderlich ist.

Für die Berechnung der Insulinmenge, die Sie zur Korrektur eines erhöhten Blutzuckers brauchen, benötigen Sie folgende Angaben:

- *Korrekturzahl* = Wert, um den ihr Blutzucker mit einer Einheit Insulin gesenkt wird (dieser Wert liegt i.d.R. zwischen 20 und 50 mg/dl; 1,1 und 2,8 mmol/l und wird von Ihrer Ärztin/Ihrem Arzt festgelegt)
- *Korrekturregel* = Beispiel: 30er-Regel bedeutet, daß pro 30 mg/dl (1,7mmol/l) Blutzuckererhöhung über den Zielwert hinaus 1 I.E. Normalinsulin injiziert werden soll (die „20er-Regel“ meint einen Korrekturfaktor von 20, die „40er-Regel“ meint einen Korrekturfaktor von 40 usw.)

- *Zielwert* = erwünschter Blutzuckerwert im Zielbereich (wird von Ihrer Ärztin/dem Arzt festgelegt)
- *Korrekturinsulin* = zusätzlich zu spritzende Insulinmenge zur Senkung eines erhöhten Blutzuckerwertes
- *Korrektur-Kohlenhydrate* = ca. 12 g Kohlenhydrate lassen den Blutzucker i.d.R. zwischen 20 und 50 mg/dl ansteigen (1,1 und 2,8 mmol/l

Aufgrund unterschiedlicher Insulinempfindlichkeit von Mensch zu Mensch ergeben sich individuelle Korrekturzahlen.
Die Korrekturzahl gibt Ihnen an, um welchen Wert Ihr Blutzucker mit 1 I.E. Normalinsulin gesenkt wird. Sie dient der Korrektur erhöhter Blutzuckerwerte und bezieht sich nicht auf Ihre Mahlzeit.
Für die Berechnung der Menge des Korrekturinsulins ergibt sich folgende Berechnungsformel:

$$\textbf{Korrekturinsulin} = \frac{\textbf{Aktueller Blutzucker minus Zielwert}}{\textbf{Korrekturzahl}}$$

Beispiel:
Bei einem Blutzuckerwert von 100 mg/dl (5,6 mmol/l) würden Sie mit 1 I.E. Normalinsulin Ihren Blutzucker auf 70 mg/dl (3,9 mmol/l) senken. *Ihre Korrekturzahl wäre also 30* (= 1 I.E. Normalinsulin senkt Ihren Blutzucker um 30 mg/dl; 1,7 mmol/l). Die Korrekturzahl wird von Ihrer Ärztin/Ihrem Arzt festgelegt.

Bei einem Blutzuckerwert von 200 mg/dl (11,1 mmol/l), einem Zielwert von 140 mg/dl (6,7 mmol/l) sowie einer Korrekturzahl von 30 würden Sie 2 I.E. Normalinsulin spritzen. (= 200 - 140 : 30 = 2 I.E. Normalinsulin)

Körperliche Aktivität senkt Ihren Blutzucker !

Beachten Sie bitte, daß Sie vor körperlicher Aktivität Ihre Insulindosis reduzieren müssen, um einer Unterzuckerung vorzubeugen!

Ihr Diabetesteam wird Sie zu allen Fragen der Insulintherapie ausführlich beraten und gemeinsam mit Ihnen die richtige Therapie für Sie finden!
Sie erhalten einen sogenannten „Spritzplan“, an dem Sie sich jederzeit orientieren können.
Wenn erforderlich, wird Ihr/Ihre Diabetesberater/-in oder ein/eine Diätassistent/-in für Sie einen individuellen „Ernährungsplan“ erstellen.

21.0 Geeignete Spritzstellen

Das Insulin, welches in der Bauchspeicheldrüse produziert wird, gelangt von dort aus direkt in das Blut.
Das gespritzte Insulin muß erst einmal vom Fettgewebe aufgenommen werden, um in das Blut zu gelangen.

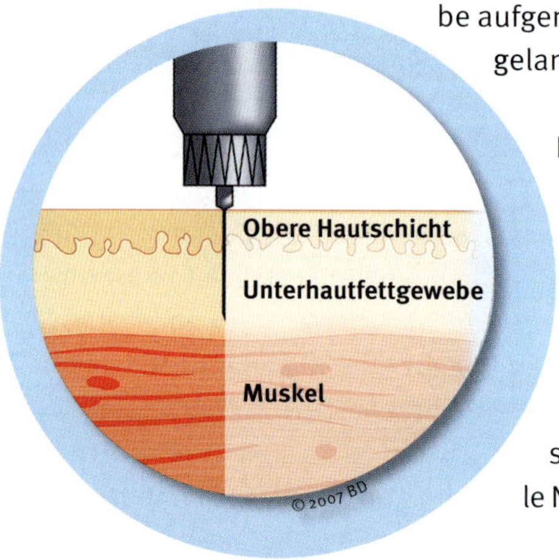

Die Insulininjektion muß in das *Unterhautfettgewebe* erfolgen, um eine optimale Aufnahme und Wirkung des Insulins zu gewährleisten.
Je nach Körperregion variiert die Dicke des Fettgewebes, weshalb bestimmte Spritzstellen und individuelle Nadellängen ausgewählt werden.

Geeignete Spritzregionen sind:
Bauch: In das Fettgewebe des Bauches gespritztes Insulin wird vom Körper schnell aufgenommen und wirkt schnell. Deshalb eignet sich für diese Spritzregion besonders das kurz wirkende Normalinsulin.

Oberschenkel: In das Fettgewebe der Oberschenkelaußenseiten gespritztes Insulin wird vom Körper langsam aufgenommen und wirkt langsam. Deshalb eignet sich für diese Spritzregion besonders das lang wirkende NPH-Insulin.

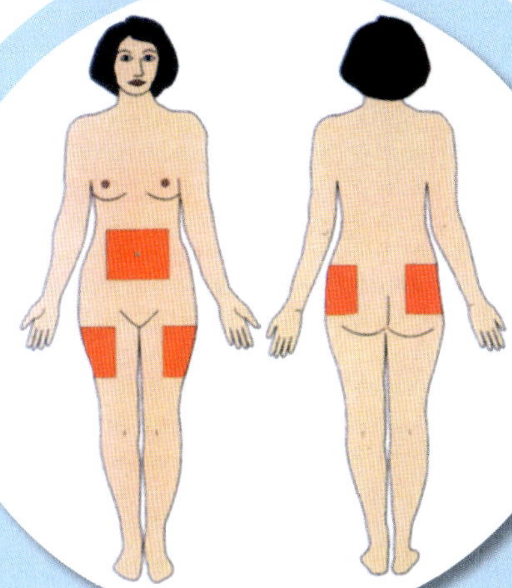

Vielleicht fällt es Ihnen schwer, sich während der Schwangerschaft am Bauch zu spritzen. Alternativ können Sie den Injektionsbereich seitlich bis zu den Flanken bzw. in den Hüftbereich ausdehnen oder beide Insulinarten in den Oberschenkel spritzen.

Um mögliche Gewebeverletzungen zu vermeiden, ist es empfehlenswert, innerhalb einer Spritzregion die Spritzstellen täglich zu wechseln! Jede neue Injektion sollte mindestens zwei Fingerbreiten entfernt von der letzten Spritzstelle erfolgen.

Die Injektion durch die Kleidung ist nicht anzuraten!

Das Desinfizieren der Spritzstelle ist nicht erforderlich, da dem Insulin bereits ein desinfizierender Stoff zugesetzt ist.

22.0 Spritztechnik

22.1 Insulinspritzen / Insulinpens

Für das Spritzen von Insulin bietet sich der *Insulinpen* an. Er ist einfach und sicher in der Handhabung.

Vergleichbar mit einem Füller, wird eine Insulinpatrone in den Pen eingesetzt, die bis zum Aufbrauchen dort verbleibt. Lediglich die Injektionsnadel, welche auf die Penspitze aufgesetzt wird, muß regelmäßig gewechselt werden.

Eine Patrone enthält 3 ml Insulin = 300 Einheiten Insulin. 1 ml Insulin enthält also 100 Einheiten Insulin (= U-100-Insulin).

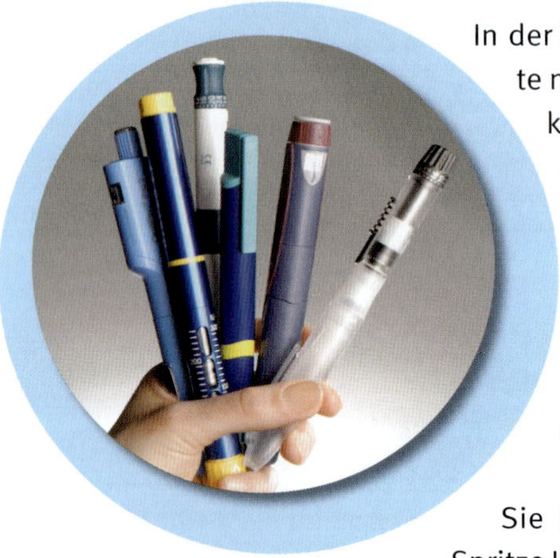

In der Regel werden Insulinspritzen heute nicht mehr verwendet. Gelegentlich können sie allerdings noch sinnvoll sein, z. B. wenn Ihr Insulinpen defekt ist oder als Ersatz auf Urlaubsreisen. Insulinspritzen sind „Einmalprodukte", das heißt, sie sind nur zur einmaligen Verwendung gedacht. Die Nadel ist bei der Spritze bereits enthalten.

Sie können für die Injektion mit der Spritze Ihr Insulin aus dem Pen verwenden. Hierbei müssen Sie jedoch unbedingt darauf achten, daß Sie *eine Spritze verwenden, die für U-100-Insulin gedacht* ist. Einen entsprechenden Vermerk „U-100" finden Sie auf jeder Spritze!

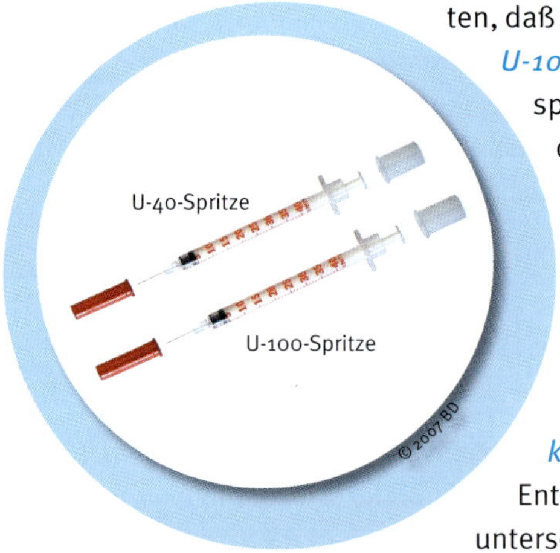

Es sind auch U-40-Spritzen erhältlich, die für U-40-Insulin gedacht sind. Das heißt, daß bei diesem Insulin 1 ml nur 40 Einheiten Insulin enthält.

U-100-Insulin ist 2,5fach höher konzentriert als U-40-Insulin.

Entsprechend sind auch die Spritzen unterschiedlich!

22.2 Injektionsnadeln

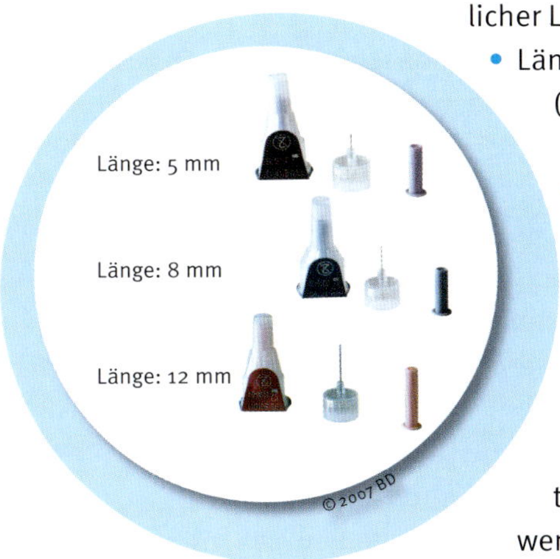

Es sind verschiedene Pennadeln mit unterschiedlicher Länge und Nadeldicke erhältlich:

- Länge: 5 mm, Dicke: 0,25 mm (für Kinder und sehr schlanke Personen)
- Länge: 8 mm, Dicke: 0,25 mm (für Normalgewichtige)
- Länge: 10 mm, Dicke: 0,33 mm (für leicht Übergewichtige)
- Länge: 12 mm, Dicke: 0,33 mm (für Übergewichtige)

Pennadeln sind Einmalprodukte. Sie sind nur zur einmaligen Verwendung gedacht und sollten dann gewechselt werden.

Zur ordnungsgemäßen Entsorgung der Pennadel geben Sie die gebrauchte Nadel in einen Behälter aus Hartplastik (z. B. die Verpackungshülle der Nadel).
Es ist wichtig, daß Sie die *passende* Nadel für Ihren Pen erhalten. Prüfen Sie, ob die Nadel fest auf Ihrem Pen sitzt, so daß seitlich kein Insulin austritt!

22.3 Injektionsdurchführung

Um zu gewährleisten, daß das Insulin in das Unterhautfettgewebe gelangt, sollten Sie vor der Injektion an der Spritzstelle eine *„Hautfalte“* bilden.

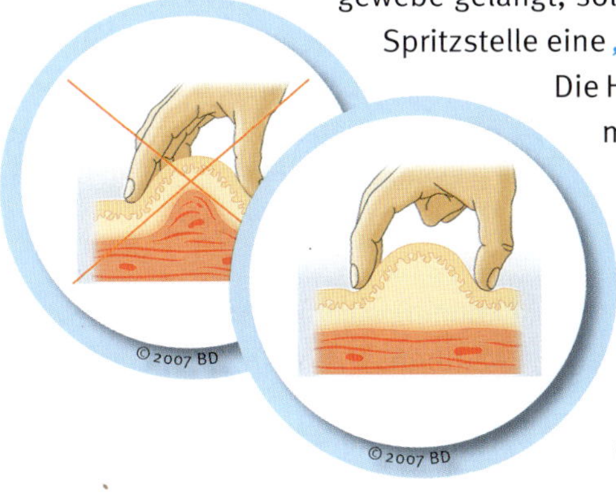

Die Hautfaltenbildung sollte mit Daumen-, Zeige- und Mittelfinger erfolgen, wobei nur die Haut mit dem Unterhautfettgewebe angehoben wird (nicht den Muskel mit anheben!).

Die Injektion kann entweder im Winkel von 90° oder 45° erfolgen.

Die richtige Insulininjektion:

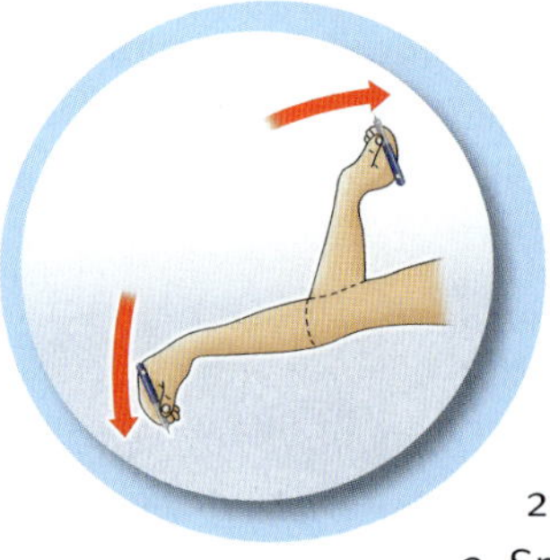

1. Bei Verwendung von *trübem* Insulin ist es unbedingt erforderlich , daß Sie dieses *durchmischen*! Schwenken Sie Ihren Pen mindestens 20mal, bevor Sie die Insulindosis einstellen! Bitte nicht schütteln!
   Klares Insulin muß nicht durchmischt werden.
2. Insulineinheiten am Pen einstellen.
3. Spritzstelle von Kleidung befreien.
4. Hautfalte an der Spritzstelle bilden.
5. Nadel im Winkel von 90° oder 45° einstechen.
6. Pen auslösen = Insulingabe.
7. Nadel in der Haut belassen und 10 Sekunden abwarten! (um einen Rückfluß des Insulins aus der Einstichstelle zu verhindern).
8. Hautfalte loslassen.
9. Nadel herausziehen.

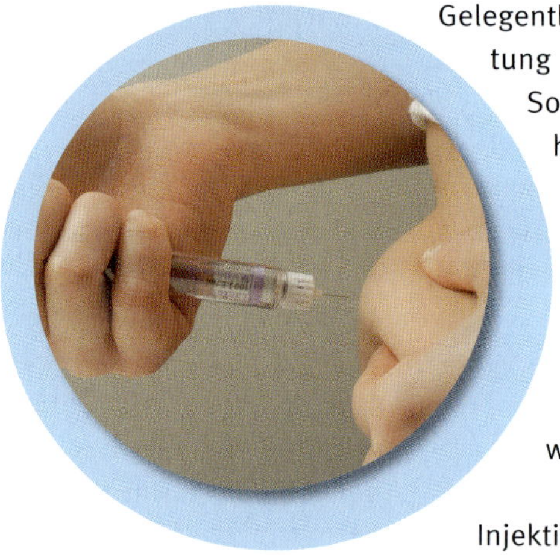

Gelegentlich kann es zu einer kleinen Blutung an der Einstichstelle kommen. Sollten Sie das Gefühl haben, daß hierbei in geringem Maße auch Insulin ausgetreten sein könnte, dosieren Sie bitte Ihr Insulin nicht nochmals nach! Es läßt sich nicht feststellen, wie viel Insulin ausgetreten ist. Der entstandene kleine Bluterguß bildet sich nach wenigen Tagen zurück.

Injektionen in verändertes Gewebe (z. B. Narben, Muttermale, Blutergüsse) sind zu vermeiden, da hier das gespritzte Insulin schlechter resorbiert wird. Auch der Nabelbereich sollte ausgespart werden.

23.0 Aufbewahrung des Insulins

Den Insulinvorrat (nicht in Gebrauch befindliche Patronen) lagern Sie bitte im Kühlschrank bei Temperaturen von + 2°C bis + 8°C (Gemüsefach oder Innentür).
Insulin darf auf keinen Fall gefrieren, da es sonst seine Wirksamkeit verliert!
Den in Gebrauch befindlichen Pen lagern Sie bitte bei Zimmertemperatur. In Gebrauch befindliches Insulin kann bei Zimmertemperatur (unter + 25°C) bis zu vier Wochen benutzt werden. Insulin sollte keiner direkten Sonnen- oder Heizungswirkung ausgesetzt werden.
Entsprechende Kühlmöglichkeiten für heiße Sommertage sind im Handel erhältlich. Es eignet sich auch eine Thermosflasche.

24.0 Unterzuckerung

Eine mögliche „Nebenwirkung" der Insulintherapie kann eine Unterzuckerung (= Hypoglykämie) sein. Diese tritt jedoch nur dann auf, wenn das Verhältnis zwischen der Insulin- und Zuckermenge im Körper nicht stimmt.
Wie bei einer Waage, muß die Insulinmenge auf die Zuckermenge abgestimmt sein, um ein Gleichgewicht herzustellen.
Bei zu wenig Insulin ist der Blutzucker erhöht, bei zu viel Insulin ist der Blutzucker zu niedrig.
Bei einer Blutzuckerkonzentration unter 60 mg/dl (3,3 mmol/l) spricht man von „Unterzucker" oder „Hypoglykämie". Eine Unterzuckerung geht in aller Regel mit Anzeichen einher, die sehr unterschiedlich wahrgenommen werden.

24.1 Anzeichen einer Unterzuckerung:

- Zittrigkeit,
- „weiche" Knie,

- Schweißausbruch,
- Heißhunger,
- Unruhe,
- Sehstörungen,
- Schwächegefühl,
- Kribbeln oder taubes Gefühl an Mund, Beinen oder Händen,
- Übelkeit/Erbrechen.

Die Anzeichen sind individuell sehr verschieden und müssen nicht gleichzeitig auftreten!

Man unterscheidet verschiedene Schweregrade einer Unterzuckerung:

- Leichte Hypoglykämie: bei Auftreten erster o.g. Anzeichen wird die Unterzuckerung selbst behandelt.
- Schwere Hypoglykämie ohne Bewußtlosigkeit: wenn auf die o.g. Anzeichen nicht sofort in angemessener Weise reagiert wird, fällt der Blutzucker weiter ab, so daß man nicht mehr in der Lage ist, sich selbst zu helfen und auf Fremdhilfe angewiesen ist.
- Schwere Hypoglykämie mit Bewußtlosigkeit: hierbei ist man nicht mehr ansprechbar und auf die sofortige Hilfe durch den Notarzt angewiesen.

Leichte Unterzuckerungen stellen für Ihr Kind keine Gefährdung dar. Häufige, lang andauernde schwere Unterzuckerungen jedoch können Ihrem Kind schaden, da es hierdurch zu einer Unterversorgung Ihres Kindes kommen kann.

24.2 Ursachen einer Unterzuckerung

Die Ursache einer Unterzuckerung ist immer ein Ungleichgewicht zwischen Insulin- und Zuckermenge im Körper.
Die häufigsten Gründe hierfür sind:

1. vermehrte Bewegung (Insulindosis vorher nicht reduziert),
2. zu wenig Kohlenhydrate aufgenommen (besonders vor längerer körperlicher Bewegung oder bei Erbrechen),
3. zu langer Spritz-Eß-Abstand,

4. Überdosierung von Insulin, z. B. durch versehentlich höhere Dosiseinstellung am Insulinpen oder fehlendes Durchmischen des Basalinsulins.

24.3 Behandlung einer Unterzuckerung

Wichtig ist, daß Sie erste Anzeichen sofort ernst nehmen und mit einer Behandlung nicht warten. Eine Unterzuckerung muß sofort behandelt werden, um ein weiteres Absinken des Blutzuckers zu vermeiden.

Ihre „Notfallhilfe" im Falle einer Unterzuckerung ist Traubenzucker! Wie Sie wissen, ist Traubenzucker ein „Einfachzucker", der sehr schnell in die Blutbahn aufgenommen wird und deshalb den Blutzucker sofort erhöht.

Traubenzucker sollten Sie immer bei sich tragen! Verstauen Sie Traubenzucker im Handschuhfach Ihres Autos sowie auf dem Nachttisch neben Ihrem Bett, um ihn jederzeit schnell zur Verfügung zu haben.

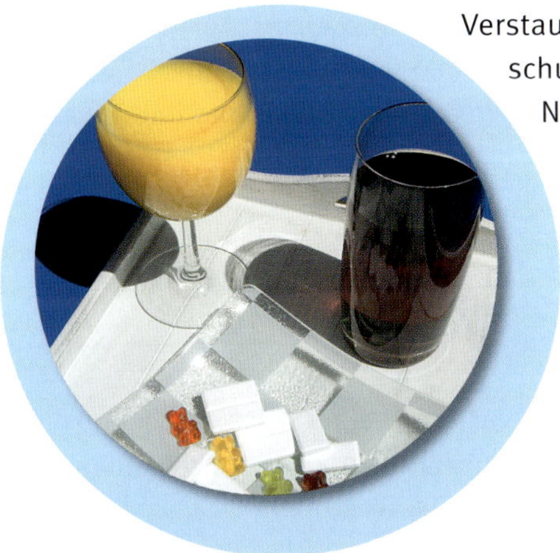

Traubenzucker ist in unterschiedlicher Form in jedem Supermarkt erhältlich (z. B. Dextro-Energen als Plättchen).

Geeignete Mittel zur raschen Anhebung des Blutzuckers:

- Traubenzucker (bei ersten Anzeichen mindestens zwei bis drei Plättchen),
- normal gesüßte Cola, Limonade oder Fruchtsäfte (mindestens 100 ml).

Es handelt sich hierbei um „schnelle Kohlenhydrate".

Ungeeignete Mittel:

- Cola *light*,
- Diätprodukte (mit Süßstoff gesüßte Getränke lassen Ihren Blutzucker nicht ansteigen!),
- fettreiche „Süßigkeiten" (z.B. Schokolade oder Chips) (der hohe Fettanteil läßt den Blutzucker nur langsam ansteigen!).

Im Falle einer Unterzuckerung gilt:

1. zuerst „schnelle" Kohlenhydrate zuführen,
2. Blutzucker testen,
3. Blutzuckerwert im Tagebuch dokumentieren,
4. eventuell weitere, „langsame" Kohlenhydrate zuführen (z.B. Brot mit Käse).

Es ist nicht ratsam, aus Angst vor Unterzuckerungen heraus erhöhte Blutzuckerwerte zu tolerieren!
Unterzuckerungen treten selten und nur dann auf, wenn Sie mögliche Ursachen nicht beachten.

25.0 Reisen bei Insulintherapie

Es ist ratsam, daß Sie vor Antritt einer Reise durch Ihre/Ihren Frauenärztin/-arzt abklären lassen, ob von gynäkologischer Seite her einer Reise nichts im Wege steht.

Die Durchführung einer Insulintherapie sollte Sie – bei guter Blutzuckereinstellung – nicht daran hindern, geplante Reisen durchzuführen. Es gibt jedoch einige Besonderheiten, die Sie als Schwangere mit Insulintherapie beachten sollten.

- Bei Flugreisen gehört Insulin ins Handgepäck (im Frachtraum können geringer Luftdruck und niedrige Temperaturen entstehen oder ihr Gepäckstück kann verlorengehen).

- Im Winterurlaub tragen Sie Ihren Insulinpen am Körper!
- Nehmen Sie *ausreichend* Insulinvorrat und Blutzucker-Teststreifen mit!
- Deponieren Sie den Insulinvorrat im Hotelzimmer nach Möglichkeit an *zwei Stellen* (bei Einbruch mit Diebstahl geht dann nicht der ganze Vorrat verloren).
- Besprechen Sie frühzeitig mit Ihrem Diabetesteam die möglichen Veränderungen im Tagesablauf, z. B. bei Reisen mit Zeitverschiebung.
- Am Zoll kann das Mitführen von Injektionshilfen und Nadeln problematisch sein. Lassen Sie sich vor Urlaubsantritt eine englischsprachige Bescheinigung bei Ihrem Diabetesteam ausstellen. Es sind auch mehrsprachige „Reiseausweise für Diabetiker“ erhältlich.
- Wenn Sie zur „Reisekrankheit“ neigen oder an Schwangerschaftserbrechen leiden, können die Anzeichen einer Unterzuckerung verdeckt werden. Lassen Sie sich von Ihrem Diabetesteam beraten!
- Erkundigen Sie sich bei Ihrer Reiseversicherung, ob im Versicherungsumfang auch die Leistungspflicht in bezug auf ihren Schwangerschaftsdiabetes enthalten ist.

Bezüglich Ihrer Insulintherapie gehören folgende Utensilien unbedingt in ihr Reisegepäck:

1. Insulinpen,
2. ausreichender Insulinvorrat,
3. ausreichender Vorrat an Blutzuckerteststreifen, Pennadeln und Nadeln für die Stechhilfe,
4. Blutzuckermeßgerät mit Ersatzbatterien und Stechhilfe (evtl. zweites Meßgerät als Ersatzgerät),
5. Ersatzpen oder Einmalspritzen,
6. ausreichender Vorrat an Traubenzucker,
7. Blutzuckertagebuch,
8. eventuell BE-Austauschtabelle,
9. Utensilien zum Kühlen des Insulins (Kühltasche, Thermoskanne),

10. Auslandsversicherung,
11. Bescheinigung zur Vorlage beim Zoll,
12. Notfallausweis, mehrsprachig.

26.0 Autofahren bei Insulintherapie

Während Ihrer Insulinbehandlung sollten Sie beim Führen eines Kraftfahrzeuges einige Dinge beachten.
Insbesondere zu Beginn der Insulintherapie – der sog. Einstellungsphase – sollten Sie kein Fahrzeug führen.

Das Hauptrisiko hierbei stellt eine mögliche Unterzuckerung während der Fahrt dar, wodurch Sie sich und andere Verkehrsteilnehmer gefährden könnten.

Wenn Sie als Kraftfahrerin am Straßenverkehr teilnehmen, sollten Sie folgende Regeln beachten:

1. Schließen Sie vor Fahrtantritt – insbesondere vor längeren Fahrten – eine Unterzuckerung aus. Messen Sie Ihren Blutzucker und dokumentieren Sie den Wert in Ihrem Blutzuckertagebuch. Bei niedrigen Blutzuckerwerten darf eine Autofahrt nicht angetreten werden. Nehmen Sie vor Fahrtantritt zuerst „langsame" Kohlenhydrate zu sich.
2. Halten Sie sofort an, wenn während der Fahrt auch nur die geringsten Anzeichen einer Unterzuckerung auftreten! Achten Sie bitte darauf, daß Sie beim Anhalten andere Verkehrsteilnehmer nicht gefährden!

   Gehen sie dann wie folgt vor:
   - Rechts ran fahren,
   - Warnblinkanlage einschalten,
   - Motor abschalten,
   - Zündschlüssel abziehen,
   - Handbremse anziehen,

- sofort „schnelle" Kohlenhydrate (z. B. Traubenzucker oder Cola; keine Cola light!) zuführen,
- danach erst den Blutzucker messen,
- Blutzuckerwert im Blutzuckertagebuch dokumentieren,
- zusätzlich „langsame" Kohlenhydrate (z. B. Brot oder Kekse) zuführen,
- erst dann die Fahrt fortsetzen, wenn die Unterzuckerung sicher überwunden ist.

3. Halten Sie für den Notfall einer Unterzuckerung immer eine ausreichende Menge schnell wirksamer Kohlenhydrate im Auto bereit. Diese deponieren Sie am besten im Handschuhfach, nicht im Kofferraum.
   Für Ausnahmesituationen (Autopanne, Stau, Unfall) sollten Sie vorsorglich Kohlenhydrate in Form von Keksen, Obst, abgepacktem Brot, etc. mitnehmen.
4. Vor Fahrtantritt niemals mehr als die übliche Insulinmenge spritzen und niemals weniger Kohlenhydrate essen als sonst!
5. Bei Langstreckenfahrten alle zwei Stunden den Blutzucker messen, den Wert dokumentieren und entsprechend der gewohnten Verteilung Mahlzeiten zuführen.

27.0 Schwangerschaftserbrechen und Insulintherapie

Etwa 70-80 % aller Schwangeren leiden in der Frühschwangerschaft (meist während der ersten drei Monate) an einer mehr oder weniger stark ausgeprägten, meist morgendlichen Übelkeit mit teilweise Erbrechen.
Dies hat Auswirkungen auf Ihre Insulintherapie, weil Sie die Mahlzeiten den gespritzten Insulindosen anpassen müssen, um eine Unterzuckerung zu vermeiden.
Wenn unklar ist, wieviel Sie wirklich essen werden oder ob die Mahlzeit wieder nach draußen befördert wird, sollten Sie

die Insulindosen vor dem Essen reduzieren. Unter Umständen kann auch ein Absenken der Basalinsulindosis erforderlich werden.
Wenn Sie z. B. zum Frühstück noch normal gegessen und Ihre normale Insulindosis gespritzt haben, im Anschluß daran jedoch plötzlich erbrechen müssen, sollten Sie häufiger Ihren Blutzucker kontrollieren. So erkennen Sie frühzeitig eine mögliche Unterzuckerung und können rechtzeitig reagieren. Da in dieser Situation feste Speisen eher ungünstig sind, sollten Sie Ihren Blutzucker z. B. durch wiederholtes Trinken zuckerhaltiger Tees oder Säfte in kleineren Portionen oder Lutschen von Traubenzuckerplättchen erhöhen.
In manchen Fällen ist es sinnvoll, nach dem Essen eine Korrekturdosis Insulin nachzudosieren, insbesondere dann, wenn nach der Reduktion der Insulindosis vor einer Mahlzeit das Essen doch im Magen bleibt.

Sprechen Sie mit Ihren behandelnden Ärztinnen/Ärzten über Ihre Behandlung. Ihr Diabetesteam wird Sie zu den Besonderheiten der Insulindosisanpassung bei Schwangerschaftserbrechen ausführlich und individuell beraten.

28.0 Überwachung während der Schwangerschaft

28.1 Betreuung durch die/den Frauenärztin/-arzt

Die Überwachung durch Ihre/Ihren Frauenärztin/-arzt während der Schwangerschaft erfolgt gleichermaßen wie bei Schwangeren mit Diabetes mellitus Typ 1.

Das bedeutet für Sie, daß die Kontrolluntersuchungen häufiger stattfinden, als es die Mutterschafts-Richtlinien (laut Mutterpaß) vorsehen. Die Vorstellung bei Ihrer/Ihrem Frauenärztin/-arzt sollte mindestens alle zwei Wochen erfolgen.

Neben der Ultraschalluntersuchung zwischen der 8. und 12. sowie zwischen der 20. und 22. Schwangerschaftswoche sollten Ultraschalluntersuchungen zunächst in Abständen von vier Wochen und später alle zwei Wochen erfolgen. Sie dienen der Beurteilung des Wachstums Ihres Kindes und zum Ausschluß von Fehlbildungen.
Hierbei sollte immer auch die Fruchtwassermenge durch Ihre/Ihren Frauenärztin/-arzt beurteilt werden, da dies Hinweise auf den Blutzucker Ihres Kindes geben kann.

Ab der 28. Schwangerschaftswoche sind – dem individuellen Risiko jeder Schwangeren mit Insulintherapie angepaßt – häufigere Kontrollen zur Beurteilung des kindlichen Zustandes erforderlich:

- ab der 32. bis 33. Schwangerschaftswoche: CTG (= Cardiotokogramm = Aufzeichnung der kindlichen Herztätigkeit) zweimal wöchentlich,
- ab der 35. bis 36. Schwangerschaftswoche: CTG dreimal wöchentlich bzw. einmal täglich,
- während des Klinikaufenthaltes: CTG bis zu dreimal täglich.

Bei Auftreten von Schwangerschaftskomplikationen kann die Durchführung einer Doppler-Sonographie (= Messung der Durchblutung zum Kind) sinnvoll sein.

28.2 Betreuung durch die Diabetes-Schwerpunkteinrichtung

Die Betreuung bei Ihrer/Ihrem Diabetesärztin/-arzt sowie Ihrem/Ihrer Diabetesberater/-in erfolgt zunächst gleichermaßen wie im Kapitel A des vorliegenden Buches erläutert. Kommt eine Insulintherapie zum Einsatz, werden Sie diesbezüglich besonders geschult, und die persönlichen sowie telefonischen Kontakte mit Ihrem Diabetesteam werden häufiger.

Wichtig ist, daß Sie *regelmäßig* Ihr Diabetesteam aufsuchen, damit Ihre Blutzuckertagesprofile besprochen werden können und Ihre Insulindosen den Werten regelmäßig angepaßt werden.

Durch Ihr Diabetesteam erhalten Sie bezüglich Ihrer Insulintherapie eine ausführliche Einzelschulung, die folgende Themen beinhalten sollte:

- Normwerte unter Insulintherapie,
- Insulinarten und ihre Wirkungsweisen,
- bei intensivierter Insulintherapie mit Berechnung der Kohlenhydrate: Ausgabe und Erläuterung einer BE-Austauschtabelle, Erläuterung des BE-Faktors, des Korrekturfaktors und des Spritz-Eß-Abstandes,
- Insulindosisanpassung (unter Alltagsbedingungen sowie bei Krankheit und körperlicher Bewegung),
- Spritztechnik, Spritzstellen, Aufbewahrung des Insulins,
- Unterzuckerung: Anzeichen, Ursachen, Behandlung,
- Tagebuchführung unter Insulintherapie,
- Besonderheiten bei Urlaubsreisen und beim Autofahren,
- Überwachung während der Schwangerschaft und unter der Geburt.

29.0 Die Entbindung

Alle Schwangeren mit Schwangerschaftsdiabetes und Insulintherapie sollten in einer Klinik mit besonderer Erfahrung in der Betreuung von insulinbehandelten Schwangeren entbinden. Das heißt, daß in Ihrer Entbindungsklinik *auf jeden Fall* eine/ein Diabetesärztin/-arzt sowie eine/ein Kinderärztin/-arzt (Neugeborenenmedizin) anwesend sein sollte, die/der sich in der Betreuung von Frauen mit Schwangerschaftsdiabetes und deren Neugeborenen auskennt.

Erkundigen Sie sich frühzeitig, ob Ihre Entbindungsklinik diesen Anforderungen entspricht. Beachten Sie bei der Auswahl der Entbindungsklinik bitte, daß einige *nicht* über eine Station für „Neonatologie“ (= Neugeborenenmedizin) verfügen. Dies könnte im Falle von Auffälligkeiten bei Ihrem Kind bedeuten, daß Sie von Ihrem Kind getrennt werden, weil eine Verlegung des Säuglings in ein anderes Krankenhaus notwendig wäre.

Sie selbst entscheiden, wo Sie Ihr Kind entbinden wollen!
Informieren Sie die Ärztinnen/Ärzte in der Klinik frühzeitig darüber, daß Sie einen Schwangerschaftsdiabetes haben, der mit Insulin therapiert wird. Wenn Ihr Blutzucker gut eingestellt ist und Ihr Kind normal entwickelt ist, steht einer *normalen Geburt* am Entbindungstermin nichts im Wege!

Das alleinige Vorliegen eines Schwangerschaftsdiabetes mit Insulintherapie rechtfertigt keinen Kaiserschnitt!
Dieser kann jedoch – wie bei Schwangeren ohne Schwangerschaftsdiabetes – aus anderen Gründen als dem gestörten Zuckerstoffwechsel erforderlich werden.

Nach den Leitlinien der DDG (= Deutsche Diabetes Gesellschaft) sollte bei Schwangerschaften mit Insulintherapie ein Austragen über den Entbindungstermin hinaus vermieden werden.

Von einer Hausgeburt ist bei Vorliegen eines insulinpflichtigen Schwangerschaftsdiabetes dringend abzuraten!
Denn auch wenn Ihr Blutzucker gut eingestellt und Ihr Kind normal entwickelt ist, *können* unter und nach der Geburt unvorhergesehene Komplikationen auftreten, die eine ärztliche Hilfe erfordern. Juristisch ist festgelegt, daß bei Auftreten von Komplikationen die Erstkompetenz der freiberuflich tätigen Hebamme sofort endet und zum Arzt übergeht!

Bezüglich der Insulintherapie empfiehlt sich bei Entbindung folgendes Vorgehen:

- bei geplantem Kaiserschnitt: keine Insulingabe am Morgen der Operation,

- bei Geburtseinleitung: Einsatz von Insulin, welches nur kurz wirkt, da hiermit ihr Blutzucker besser gesteuert werden kann,
- bei Beginn regelmäßiger Wehentätigkeit: Gabe von kurz wirkendem Insulin nur nach vorheriger Blutzuckermessung – Zeitintervalle der Blutzuckermessungen: alle zwei Stunden; bei Bedarf ist eine individuelle Anpassung erforderlich,
- Blutzuckerzielbereich: mit Blut aus der Fingerbeere gemessene Werte zwischen 70 und 110 mg/dl (3,9 und 6,1 mmol/l).

Schlußwort

Liebe Leserin, lieber Leser,

in Zusammenarbeit mit Ihnen, Ihren betreuenden Ärzten/-innen und Ihrer Hebamme strebt Ihr Diabetesteam für Sie und Ihr Kind das bestmögliche Ergebnis an.

Der Schutz des ungeborenen Lebens hat einen besonderen Stellenwert. Die Geburt eines gesunden Kindes hat einen unschätzbaren Wert.

Frauen, die mit einem Diabetes mellitus Typ 1 oder Typ 2 oder einem anderen spezifischen Diabetestyp bereits vor ihrer Schwangerschaft vertraut waren, haben über einen längeren Zeitraum in Schulungen gelernt, mit ihrem Stoffwechsel umzugehen. Diese Frauen kennen sich aus mit der Blutzuckerwirksamkeit verschiedener Lebensmittel. Sie wissen aus vielleicht jahrelanger Erfahrung schon am Schwangerschaftsbeginn, wie sie die Diabetestherapie ihrem Lebensrhythmus anpassen und wie man die häufigen Blutzuckermessungen und Insulininjektionen möglichst unproblematisch in den Alltag einbaut.

Sie müssen dies alles in kürzester Zeit erlernen. Für Sie kommt die Diagnose des Gestationsdiabetes plötzlich und unerwartet. Und das zu einer Zeit, in der Ihre ganze Aufmerksamkeit Ihrem Kind in Ihrem Bauch gelten sollte. Es ist eine Fülle an Informationen, die Sie zum Gestationsdiabetes in sehr kurzer Zeit verstehen, verarbeiten und umsetzen müssen.
Fragen Sie bitte Ihre behandelnden Ärzte/-innen oder Ihren/Ihre Diabetesberater/-in, wenn Sie etwas nicht verstanden haben, und sprechen Sie mit der Person Ihres Vertrauens über Ihre Ängste.

Dieses Buch ersetzt nicht die persönliche, ausführliche Beratung und Schulung bei Ihrer/Ihrem Ärztin/Arzt bzw. Ihrem/Ihrer Diabetesberater/-in. Vielmehr dient es Ihnen als umfassendes Nachschlagewerk, damit Sie das Erlernte zu Hause in Ruhe nachlesen können. Es soll aufklären, ohne Ängste zu schüren. Es soll Ihnen realistische und im Alltag umsetzbare Anleitungen zum Umgang mit dem „Symptom“ Schwangerschaftsdiabetes geben, ohne zu demotivieren.

Nicht zuletzt soll es Sie zu gut informierten, kompetenten und selbstbewußten Gesprächspartnern gegenüber der Ärzte/-innen, Hebammen und Berater/-innen machen, die Sie betreuen.
Auf dieser Basis habe ich das Buch speziell für Sie geschrieben und versucht, es ausschließlich auf die Belange von Schwangeren mit Gestationsdiabetes auszurichten.

Ich hoffe sehr, daß mir dies gelungen ist, und wünsche Ihnen und Ihrer Familie für Ihre gemeinsame Zukunft mit dem neuen Erdenbürger von Herzen alles Gute!

Abschließend möchte ich Sie bitten, durch Ergänzungs- oder Verbesserungsvorschläge zu den Inhalten oder der Gestaltung dieses Buches aufgrund Ihrer persönlichen Erfahrung Kritik zu üben, sei sie positiver oder negativer Art. Damit würden Sie entscheidend dazu beitragen, das vorliegende Buch stetig zu verbessern zum Wohle der schwangeren Frauen mit Gestationsdiabetes.

Herzlichen Dank!

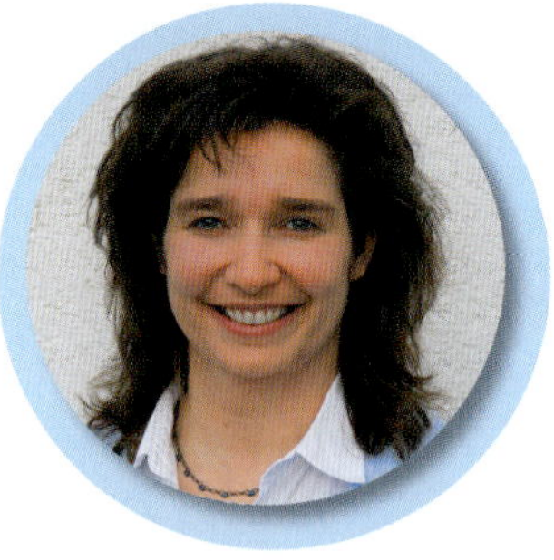

Autorin
Heike Schuh, Diabetesberaterin DDG
E-Mail: heike.schuh@t-online.de

*Mit einer Kindheit voll Liebe
kann man ein halbes Leben hindurch
die kalte Welt aushalten.*

(JEAN PAUL)

Literaturverzeichnis

Bücher und Zeitschriften

- AID Infodienst, Deutsche Gesellschaft für Ernährung e. V. Schwangerschaft und Stillzeit: Empfehlungen für die Ernährung von Mutter und Kind. Köln, 2002
- AID Infodienst, Deutsche Gesellschaft für Ernährung e. V., Empfehlungen für die Ernährung von Säuglingen. 3. überarbeitete Auflage, Köln, 2003
- AID Infodienst, Deutsche Gesellschaft für Ernährung e. V., Empfehlungen für die Ernährung von Kindern und Jugendlichen. Köln, 2001
- Deparade, C. Ich bin Diabetikerin – und freue mich auf mein Kind. 4. Auflage 1998, Verlag Kirchheim, Mainz, 1998
- DDG, Diabetes und Stoffwechsel. Band 13, 09/2004, Verlag Kirchheim + Co GmbH, Mainz
- Europäisches Arzneibuch. 5. Ausgabe, Grundwerk 2005, Band 2, Deutscher Apotheker Verlag, Stuttgart, Govi-Verlag-Pharmazeutischer Verlag GmbH, Eschborn, 2005, S. 2254-2256
- Forschungsinstitut für Kinderernährung Dortmund, Empfehlungen für das Frühstück, 1994
- Forschungsinstitut für Kinderernährung Dortmund, Empfehlungen für die Ernährung von übergewichtigen Kindern, 2. Auflage, 2004
- Jäckle, R., Hirsch, A., Dreyer, M., Gut leben mit Typ-1-Diabetes. 5. überarbeitete Auflage, Urban & Fischer-Verlag, München, 2003
- Kast-Zahn, Annette, Jedes Kind kann richtig essen. 3. Auflage, Oberstebrink Verlag, Ratingen, 2002
- Kirchheim + Co GmbH, Diabetes Journal. Ausgabe Nr. 5/2004, S. 58-60
- Kleinwechter, H., Schäfer-Graf, U., Mäder, U., Der große Schwangerschafts-Ratgeber für Diabetikerinnen, TRIAS Verlag, Stuttgart, 2004
- Münzing-Ruef, I., Kursbuch gesunde Ernährung: Die Küche als Apotheke der Natur. Aktualisierte und vollständig überarbeitete Ausgabe, Wilhelm Heyne Verlag GmbH & Co.KG, München, 2000, S. 40-133

- ÖKO-TEST-Verlag, Gesund schwanger: Richtig gute neun Monate. Ausgabe Nr.02, D61709, S. 56
- Schmeisl, G.-W., Schulungsbuch für Diabetiker. 2. überarbeitete und erweiterte Auflage, Gustav Fischer Verlag, Jena – Stuttgart – Lübeck – Ulm, 1997
- Schmeisl, G.-W., Schulungsbuch für Diabetiker. 5. vollständig überarbeitete und erweiterte Auflage, Urban & Fischer Verlag, München, 2005
- Schrot & Korn, Alles fürs Baby: Naturkost & Naturwaren. 1. Auflage, bio verlag, Schaafheim
- Springer-Kremser, M., Ringler, M., Eder, A., Patient Frau: Psychosomatik im weiblichen Lebenszyklus. 2. neu bearbeitete Auflage, Springer Verlag, Wien – New York, 2001
- Umschau / Braus Kalorien mundgerecht. 10. überarbeitete und erweiterte Auflage, korrigierter Nachdruck 1999, Brönners Druckerei, Frankfurt am Main, 1999
- Verbraucherzentrale Hamburg e. V. Gesunde Ernährung von Anfang an. 14. Auflage, Zenner, Hamburg, 2003
- Weiss, P. A. M., Diabetes und Schwangerschaft. Springer Verlag, Wien – New York, 2002, S.136-462
- Wermke, M., Kunkel-Razum, K., Scholze-Stubenrecht, W., Duden: Die deutsche Rechtschreibung. 22. völlig neu bearbeitete und erweiterte Auflage, Dudenverlag, Mannheim – Leipzig – Wien – Zürich, 2000

Sonstige Materialien

- DGGG. Leitlinie zur Betreuung Neugeborener diabetischer Mütter; in: Frauenarzt 44, 2003, Nr. 4
- Schaefer-Graf, U. M., Vetter K., in Der Gynäkologe, 7-2002, S. 652-660
- Schuh, H., Facharbeit im Rahmen der Weiterbildung zur Diabetesberaterin DDG, Gestationsdiabetes: Eine interdisziplinäre Herausforderung, 02/2004
- Sorger, M., Gestationsdiabetes; Script, 62. Weiterbildungslehrgang zur Diabetesberaterin DDG, 9/2003
- Wäscher, C., Ernährung bei Gestationsdiabetes; in: Ernährungs-Umschau 47, 2000, Heft 8, S.312-315

- www.biologie.de/biowiki
- www.diabetes-world.net/de/25865, 3/2003
- www.diabetes-world.net/d5/54456
- www.diabetes-world.net/d5/54474
- www.diabeticus.com/diplomarbeiten/traxler
- www.ernaehrungs-city.de 2/2006
- www.meb.uni-bonn.de/giftzentrale/alkohol/alkohol3.html
- www.9monate.qualimedic.de 01/2007
- www.uni-duesseldorf.de/WWW/AWMF/II/diab-002.htm, 7/2003, S. 1-14
- www.uni-duesseldorf.de/AWMF/II/gyn-g004.htm

Buch- und Broschürenempfehlungen

1. DGE: „Ballaststoffreich Essen“, 1. Auflage 1996, Art.Nr. 121500 (Tel. 06475/91430)
2. DGE: „Die Schnelle Vitalküche“, 1. Auflage 2000, Gräfe und Unzer Verlag, Art.Nr. 720800
3. DGE:„Kleine Nährwerttabelle der DGE“,42. Auflage 2002, Umschau/Braus, Art.Nr. 120232 (Tel. 06475/91430)
4. DGE: „Vollwertig Essen und Trinken nach den 10 Regeln der DGE“, 19. überarb. Auflage 2002, Art.Nr. 400410 (Tel. 06475/91430)
5. Dr. Carlos González: „Mein Kind will nicht essen“, Art.Nr. B 021 (ISBN 3-932022-12-2)
6. Aus der Broschürenserie des Forschungsinstitutes für Kinderernährung (FKE), Dortmund (zu beziehen über FKE Broschürenvertrieb, Baumschulenweg 1, 59348 Lüdinghausen, Tel. 0231/714021):
   - Schwangerschaft und Stillzeit: Empfehlungen für die Ernährung von Mutter und Kind
   - Empfehlungen für die Ernährung von Säuglingen
   - optimiX: Empfehlungen für die Ernährung von Kindern und Jugendlichen
   - Empfehlungen für die Ernährung von allergiegefährdeten Säuglingen

- Empfehlungen für die Ernährung von Säuglingen und Kindern mit einer Lebensmittelallergie
- Empfehlungen für die Ernährung von behinderten Kindern und Jugendlichen
- optimiX Kochbuch für Kinder

7. Gwen Gotsch: „Stillen von Frühgeborenen", Art. Nr. B 26 (ISBN 3-932022-10-6)
8. Hannah Lothrop: „Das Stillbuch", Kösel-Verlag GmbH, München (ISBN 3-466-34431-X)
9. Ingeborg Münzing-Ruef: „Kursbuch gesunde Ernährung – Die Küche als Apotheke der Natur", Wilhelm Heyne Verlag GbmH, München (ISBN 3-453-12256-9)
10. Kast-Zahn, Annette: „Jedes Kind kann richtig essen", Oberstebrink Verlag GmbH, 2002 (ISBN 3-9804493-9-4)
11. La Leche Liga International: „Das Handbuch für die stillende Mutter", Art.-Nr. B 001, (ISBN 3-906675-02-5)
12. Marion Krevel: „Alles fürs Baby: Naturkost & Naturwaren", Hrsg. Schrot & Korn, bio verlag, Schaafheim (ISBN3-934412-04-1)
13. Verbraucherzentrale Hamburg e. V.: „Gesunde Ernährung von Anfang an", Hrsg. Verbraucherzentrale Hamburg e. V. 2003 (ISBN3-922940-218)

Adressen

Aktionsgruppe Babynahrung e.V. (AGB)
Untere-Masch-Str. 21, 37073 Göttingen, Tel. 05 51 / 53 10 34,
Fax 05 51 / 53 10 35
E-Mail: info@babynahrung.org, Internet: www.babynahrung.org

Arbeitsgemeinschaft Freier Stillgruppen
Rüngsdorfer Straße 17, 53173 Bonn, Tel. 02 28 / 3 50 38 71,
Fax 02 28 / 3 50 38 72
E-Mail: geschaeftsstelle@afs-stillen.de,
Internet: www.afs-stillen.de/

Bund Deutscher Hebammen
Gartenstraße 26, 76133 Karlsruhe
Tel. 07 21 / 98 18 90, Fax 07 21 / 9 81 89 20
E-Mail: info@bdh.de
Internet: www.bdh.de

Deutsche Diabetes Gesellschaft
Bürkle-de-la-Camp-Platz 1, 44789 Bochum
Tel. 02 34 / 9 78 89 13, Fax 02 34 / 9 78 89 23
Internet: www.deutsche-diabetes-gesellschaft.de

Deutsche Gesellschaft für Ernährung e.V.
Godesberger Allee 18, 53175 Bonn
Internet: www.dge.de

Forschungsinstitut für Kinderernährung
Heinstück 11, 44225 Dortmund
Tel. 02 31 / 7 92 21 00, Fax 02 31 / 71 15 81
E-Mail: fke@fke-do.de
Internet: www.fke-do.de

LaLecheLiga Deutschland
Dannenkamp 25, 32479 Hille
Tel. 05 71 / 4 89 46, Fax 05 71 / 4 04 94 80
E-Mail: info@lalecheliga.de
beratung@lalecheliga.de
Internet: www.lalecheliga.de

Verbraucherzentrale Hamburg e.V.
Kirchenallee 22, 20099 Hamburg
Tel. 0 40 / 24 83 20, Fax 0 40 / 24 83 22 90
Internet: www.vzhh.de

Ergänzung zum Mutterpaß
Schwangerschaft mit Gestationsdiabetes / Diabetes mellitus
durch die Diabetes-Schwerpunkteinrichtung

Name/Vorname: ______________________ **geb.:** __________

- ○ Gestationsdiabetes
- ○ Diabetes mellitus Typ 1
- ○ Diabetes mellitus Typ 2

Glukosurie: ○ ja (SSW: ________) ○ nein

50 g-Glukose-Screening-Test:

○ kapillär ○ venöses Plasma

Datum: ______________

SSW: __________

BZ 1 h pp: __________ mg / dl

(Stempel)

75 g-Glukose-Toleranztest:

○ kapillär ○ venöses Plasma

Datum: ______________

SSW: __________

BZ nüchtern: __________ mg / dl

BZ 1 h pp: __________ mg / dl

BZ 2 h pp: __________ mg / dl

(Stempel)

Erstvorstellung in der Diabetes-Schwerpunkteinrichtung: ________

Empfohlene Aufnahme täglich: kcal: __________ BE: __________

Datum	SSW	MBG (‹ 105)	HbA_{1c} (‹5 %) (HPLC)	Insulin	Hypo	Bemerkungen

Bitte hier heraustrennen!

Bitte hier heraustrennen!

Erinnerung!

Mein Termin zur Kontrolle des 75 g-Glukose-Toleranztestes über 2 Stunden in der Diabetes-Schwerpunkteinrichtung

6 bis 12 Wochen nach Entbindung:

In der Zeit vom ______________________

bis ______________________